# BIBLIOTHÈQUE MÉDICALE

## PUBLIÉE SOUS LA DIRECTION

DE MM.

**J.-M. CHARCOT**
Professeur à la Faculté de médecine
de Paris
Membre de l'Institut.

**C.-M. DEBOVE**
Professeur à la Faculté de médecine
de Paris
Médecin de l'hôpital Andral.

# BIBLIOTHÈQUE MÉDICALE
## CHARCOT-DEBOVE

### VOLUMES PARUS DANS LA COLLECTION

**V. Hanot.** — La Cirrhose hypertrophique avec ictère chronique.

**G.-M. Debove** et **Courtois-Suffit.** — Traitement des Pleurésies purulentes.

**J. Comby.** — Le Rachitisme.

**Ch. Talamon.** — Appendicite et Pérityphlite.

**G.-M. Debove** et **Rémond** (de Metz). — Lavage de l'estomac.

**J. Seglas.** — Des troubles du langage chez les aliénés.

**A. Sallard.** — Les amygdalites aigues.

**L. Dreyfus-Brisac** et **I. Bruhl.** — Phtisie aiguë.

**P. Sollier.** — Les Troubles de la mémoire.

**De Sinety.** — De la stérilité chez la femme et de son traitement.

**G.-M. Debove** et **J. Renault.** — Ulcère de l'estomac.

**G. Daremberg.** — Traitement de la phtisie pulmonaire, 2 vol.

**Ch. Luzet.** — La Chlorose.

**E. Mosny.** — Broncho-pneumonie.

**A. Mathieu.** — Neurasthénie.

### POUR PARAITRE PROCHAINEMENT

**L. Galliard.** — Le Pneumothorax.

**P. Yvon.** — Notions de pharmacie nécessaires au médecin.

**Auvard** et **Caubet.** — De l'Anesthésie chirurgicale et obstétricale.

**H. Bourges.** — La Diphtérie.

**N. Gamaleïa.** — Les Poisons Bactériens.

**L. Capitan.** — Thérapeutique des maladies infectieuses.

**Trouessart.** — La Thérapeutique antiseptique.

**Juhel-Renoy.** — Traitement de la fièvre typhoide.

**Catrin.** — Le Paludisme chronique.

**Paul Blocq.** — Les Troubles de la marche dans les maladies nerveuses

**J. Gasser.** — Les Causes de la fièvre typhoide.

**Chaque volume se vend séparément, Relié : 3 fr. 50**

# NOTIONS DE PHARMACIE

## NÉCESSAIRES AU MÉDECIN

PAR

### P. YVON

**Avec figures dans le texte**

TOME II



PARIS

J. RUEFF ET C⁰, ÉDITEURS

106, BOULEVARD SAINT-GERMAIN

1892

Tous droits réservés

# NOTIONS DE PHARMACIE
## NÉCESSAIRES AU MÉDECIN

## LIVRE TROISIÈME
### PRÉPARATIONS DESTINÉES A L'USAGE INTERNE

## CHAPITRE I

### BOUILLONS ET PRÉPARATIONS ALIMENTAIRES. — GELÉES

Les *bouillons* sont des liquides, le plus souvent alimentaires et dont la base est la chair des animaux employée seule ou associée à des substances végétales ; parfois les bouillons sont uniquement *médicinaux* et sont alors préparés avec des substances végétales.

Comme type nous parlerons de la préparation du bouillon de bœuf. La viande qui sert à préparer le bouillon est constituée par un mélange de tissu *musculaire* avec les autres tissus (*adipeux, osseux,* etc.). Le bouillon contiendra tous les principes solubles dans l'eau, qui existent dans la viande ou pourront se former pendant l'ébullition : il renferme donc de l'albumine, de la créatine, des lactates et phosphates solubles ; et une petite quantité de gélatine qui a pris naissance pendant la préparation, etc., etc.

La préparation du bouillon alimentaire destiné aux malades demande à être faite avec soin, on peut en effet en variant la manière d'opérer faire ou de *bon bouillon* et de mauvais *bouilli* [1] ou de bon *bouilli* et du *bouillon passable* ; c'est ce que l'on recherche souvent lorsqu'on veut utiliser à la fois les deux produits pour l'alimentation. Au point de vue médical on doit avant tout préparer du bouillon aussi nutritif que possible.

Pour faire de bon bouillon le choix de l'eau n'est pas indifférent, il faut la prendre non séléniteuse, bien minéralisée et y ajouter 4 à 5 grammes de sel par litre ; la coction doit être faite dans un vase couvert, en terre ou en fonte émaillée. On doit placer la viande dans l'*eau froide* et chauffer lentement jusqu'à ébullition que l'on entretient très modérée pendant plusieurs heures, en ayant soin de verser de temps à autre de l'eau chaude pour remplacer celle qui s'évapore. Dans ces conditions tous les principes solubles que contient la viande, et en particulier l'albumine passent dans l'eau. Lorsque la température est suffisamment élevée, l'albumine se coagule et constitue *l'écume*. Si, au contraire, on plonge la viande dans l'eau *bouillante*, l'albumine est de suite coagulée dans les *couches extérieures* et constitue un vernis qui s'oppose à l'exsudation du jus ; on obtient alors de la viande sapide et nourissante ; mais de fort mauvais bouillon.

Afin de rendre le bouillon alimentaire plus agréable on ajoute des légumes ; mais pour les malades il faut éviter de mettre des *choux* et des *poireaux*.

Le bouillon ainsi obtenu est en général le premier aliment que l'on permet aux malades : mais sa valeur nutritive est loin d'être aussi grande qu'on le croit généralement. Un litre de bouillon bien préparé ren-

1. Cette expression sert à désigner la viande qui a servi à préparer le bouillon.

ferme 28 grammes de matières solides dont 17 grammes de matières organiques et le reste en sels minéraux. Un litre de lait contient en moyenne 126 grammes de matières organiques ; le lait est donc environ 7 fois 1/2 plus nourrissant que le bouillon

On prépare également du bouillon avec de la chair *de veau* et de *poulet* et quelquefois du bouillon de *limaçons* qu'on aromatise avec du capillaire du Canada.

Les bouillons médicinaux, proprement dits, sont aujourd'hui à peu près inusités. Le plus connu est le *bouillon aux herbes* ou *apozème d'oseille composé* dont nous parlerons plus tard. Les autres préparations alimentaires les plus employées sont les suivantes :

*Extrait de viande.* — Si l'on évapore du bouillon bien préparé en prenant les précautions que nous indiquerons plus tard (voir extraits), on obtient l'extrait de viande : les préparations commerciales sont nombreuses, mais leur valeur nutritive est bien variable et il est préférable d'avoir recours aux préparations suivantes.

*Bouillon au jus de viande.* — On prend 100 grammes de viande crue bien dégraissée on la coupe en petits morceaux et on la pile dans un mortier de marbre. Lorsqu'on a obtenu une pulpe suffisamment fine on la mélange avec une tasse de bouillon puis on jette le tout sur une passoire métallique très fine et on exprime le résidu : Le bouillon ainsi obtenu est chauffé au bain-marie et administré tiède. Si l'on chauffait sans précaution on pourrait atteindre le point de coagulation de l'albumine, et la préparation n'aurait plus la même valeur.

*Jus de viande.* — Le bouillon préparé comme nous avons dit ne contient que les principes solubles de la viande *inaltérables* par la chaleur : il ne renferme que très peu de matières albuminoïdes, elles ont été coagulées et séparées à l'état *d'écume*. Le jus de viande renferme toutes les matières solubles de la viande, et spécialement l'albumine ; par suite il se coagule par la chaleur. On l'obtient en pilant la viande, ainsi que nous venons de l'indiquer mais la pulpe est exprimée dans une presse, et on extrait ainsi le plus possible de jus. Ce jus est administré *froid* ou légèrement chauffé au bain-marie afin d'éviter la coagulation.

*Looch à la viande crue.* — On pile dans un mortier de marbre.

| | |
|---|---|
| Amandes douces mondées............ | 15 gr. |
| Amandes amères      id............. | 1 — |
| Viande crue...................... | 50 — |
| Sucre blanc..................... | 15 — |

On obtient une pâte très fine que le malade peut absorber à la cuiller ou bien on délaye avec 200 grammes d'eau, et on exprime dans un linge : on prépare ainsi un véritable looch dont la saveur est assez agréable.

Sous le nom de *conserve de Damas*, on désigne un mélange de pulpe de viande et de gelées de fruits (prunes, groseilles, cerises, etc.). Le plus souvent on pile la viande, et on la pulpe (voir à *pulpes*) après l'avoir salée.

*Poudre de viande.* — La poudre de viande remplace aujourd'hui toutes les préparations dont nous venons de parler, et sur lesquelles elle présente de grands avantages : son introduction dans la thérapeutique est due à M. le professeur Debove. On la prépare de la manière suivante. La viande est débarrassée de toutes les matières grasses, de tendons ou tissu conjonctif ; puis elle est divisée en menus fragments, on l'étale alors sur des grillages en fer étamé, que l'on place dans une étuve chauffée au-dessous de 100 degrés. Lorsque la dessiccation est terminée on pulvérise soit au mortier soit au moulin et on passe au tamis de soie la poudre ainsi obtenue. Le produit présente une saveur agréable et se conserve assez bien. On obtient une poudre dont la conservation est encore plus assurée si on fait cuire la viande dans l'eau avant de la dessécher ; on lui enlève ainsi les sels minéraux et matières organiques solubles ; la poudre ainsi obtenue est moins colorée et aussi nutritive que celle qui est préparée sans cuisson préalable. Cette poudre représente environ 4 fois et demie son poids de viande fraîche et peut être administrée à des doses de 60 à 150 grammes par jour et même davantage (suralimentation).

*Peptones.* — Toutes les préparations dont nous venons de parler nécessitent, une fois ingérées, un travail de l'estomac avant d'être assimilées. On a depuis quelques années imaginé d'administrer aux malades le produit d'une digestion artificielle, les peptones : on prépare les peptones de la manière suivante :

On maintient à une température ne dépassant pas 50 degrés, et pendant 12 heures le mélange suivant.

| | |
|---|---|
| Viande dégraissée et finement hachée | 1000 gr. |
| Eau . . . . . . . . . . . . . . . . . . . . . . . | 10,000 — |
| Acide tartrique . . . . . . . . . . . . . . . | 15 — |
| Pepsine extractive.. . . . . . . . . . . . . | 10 — |

Après refroidissement on filtre et on sature la moitié du liquide avec quantité suffisante de bi-carbonate de potasse puis on ajoute l'autre moitié du liquide et on laisse en repos. Il se fait un précipité de crème de tartre. On filtre de nouveau et on évapore *soit à siccité* pour obtenir la peptone en poudre, soit en consistance sirupeuse.

On peut remplacer l'acide tartrique par l'acide chlorhydrique que l'on sature ensuite par le bi-carbonate de soude. Le chlorure de sodium formé reste dissous dans la peptone qu'il rend plus sapide.

Les peptones sèches se présentent sous formes d'é-
cailles, solides et cassantes lorsqu'elles sont évaporées
à l'étuve, et sous forme de masses spongieuses et très
légères lorsque l'évaporation a été pratiquée dans le
vide.

Les peptones présentent l'avantage d'être assimilées
directement et de pouvoir être administrées en lavements.

### GELÉES

Le bouillon dont nous avons indiqué la préparation reste liquide après refroidissement, car il ne renferme qu'une quantité insignifiante de gélatine. La
gelée est un bouillon alimentaire ou médicamenteux
qui prend par refroidissement une consistance semi-
solide, molle et tremblante qui lui est communiquée
par de la *gélatine* (dans les gelées animales) ou de la
*pectine* (dans les gelées végetales.)

Les *gelées animales* ont pour base la *gélatine* ou la *colle
de poisson*. Elles constituent le plus souvent des produits alimentaires. Les gelées les plus agréables au goût
sont celles qui sont faites de toutes pièces et non celles
dans lesquelles on introduit de la gélatine ou de la
colle de poisson. Par exemple en préparant le bouillon
alimentaire, si l'on met dans l'eau, en même temps
que la viande, une certaine quantité de morceaux
cartilagineux, par exemple du jarret de veau, il se
forme de la gélatine en quantité suffisante pour que le
bouillon obtenu se prenne en gelée par refroidissement. Comme autre exemple citons la préparation de
la gelée de *corne de cerf*.

On la prépare d'après le Codex en faisant bouillir
125 gr. de corne de cerf râpée dans un litre d'eau jus-

qu'à réduction de moitié ; on passe avec expression, on ajoute 60 gr. de sucre et le jus de la moitié d'un citron, on clarifie au blanc d'œuf (voir clarification, page 26 Tome I) et on concentre jusqu'à ce que la gelée puisse prendre une consistance convenable par refroidissement.

Toutes les gelées alimentaires que l'on trouve dans le commerce sont préparées avec la *gélatine en feuilles* ou *grénétine* que l'on fait dissoudre dans la proportion de 2 à 2,5 pour 100 dans un bouillon plus ou moins bien préparé. Ces gelées sont plus *transparentes* et plus *fermes* que les précédentes ; mais leur qualité est bien inférieure.

On prépare également des gelées sucrées soit avec la *grénétine* soit avec la *colle de poisson*.

La *gelée simple* se prépare avec :

| | |
|---|---|
| Grénétine...................................... | 30 gr. |
| Eau........ ..................... ..... | 750 — |
| Sucre ..................................... | 500 — |
| Acide citrique........................ | 2 — |

On clarifie au blanc d'œuf et on aromatise à volonté avec de *l'eau de fleurs d'oranger*, de la *teinture de vanille*, etc...

La *gelée d'oranges* est faite avec :

| | |
|---|---|
| Colle de poisson ...................... | 23 gr. |
| Eau.... ...................... ...... | 750 — |
| Sucre........................................ | 325 — |
| Acide citrique...................... .. | 2 — |
| Teinture d'oranges................... | 25 — |

En ajoutant aux formules précédentes de 20 à 25 pour 100 de cognac, rhum ou tout autre liquide analogue on obtient les gelées alcooliques.

*Gelées végétales.* — Les gelées végétales sont beaucoup plus employées tant au point de vue alimentaire que médicinal. Elles doivent leur consistance soit aux principes *mucilagineux* contenus dans certaines plantes (Lichen, Fucus crispus) ; soit aux principes *pectiques* que renferment un certain nombre de végétaux (carottes et surtout de fruits acides (groseilles). La préparation de ces gelées est très simple : celle de fruits acides est exclusivement alimentaire et industrielle, ces gelées constituent en effet *les confitures*. On exprime le suc des fruits acides (groseilles, cerises, framboises, etc.) et après y avoir fait fondre à *une douce chaleur* une quantité de sucre suffisante, on clarifie au besoin, et on coule dans des pots. Il faut prolonger le moins possible l'action de la chaleur, car elle altérerait la *pectine* et lui ferait perdre la propriété de se prendre en gelée par refroidissement. La même observation est applicable à la gélatine.

Les fruits acides sont assez succulents pour donner leur suc par expression et renferment du reste de la pectine toute formée. Cela n'a pas toujours lieu : les fruits à texture compacte, *pommes, coings* ne sont pas très succulents. Ils renferment peu de pectine toute formée il en faut déterminer l'apparition par un procédé analogue à celui qui nous a servi pour la gélatine, c'est-à-dire par ébullition avec de l'eau ; on exprime, on fait fondre le sucre dans le liquide et par évaporation on l'amène en consistance convenable.

Nous verrons plus tard en parlant de sirops qu'on détruit la pectine par fermentation afin que le sirop reste liquide après refroidissement.

Les gelées à base de principes mucilagineux sont les moins nombreuses et les moins employées ; elles sont du reste médicinales. On obtient la gelée de Carragaheen en faisant bouillir pendant une heure 60 gr. de Carragaheen dans environ 3/4 de litre d'eau, on passe avec expression et on ajoute 125 gr. de sucre.

On évapore de manière à obtenir 250 gr. de décocté que l'on aromatise avec 10 gr. d'eau de fleurs d'oranger et qui se prend en gelée par refroidissement.

Le Codex fait aujourd'hui préparer quelques gelées par exemple celle de lichen avec les *saccharures* (voir à saccharures, page 113). Il suffit par exemple de faire bouillir 25 gr. de saccharure de lichen, et 75 gr. de sucre dans 150 gr. d'eau : on enlève l'écume on ajoute 10 gr. d'eau de fleurs d'oranger et on coule en pot.

Les gelées sont surtout des préparations alimentaires d'une saveur agréable et d'un usage très répandu. Les gelées *végétales* se conservent bien : les gelées *animales* doivent être préparées au moment du besoin ; on peut du reste se procurer en toute saison leurs éléments constituants.

# CHAPITRE II

## COLLUTOIRES ET GARGARISMES

Ces médicaments sont destinés au traitement des affections de la bouche et de l'arrière-bouche.

Les *collutoires* présentent une consistance *semi-fluide* analogue à celle du miel ou *fortement sirupeuse* et sont appliqués avec un pinceau.

Les *gargarismes* sont au contraire beaucoup plus fluides et peuvent être considérés comme des collutoires auxquels on aurait ajouté un excipient liquide constitué le plus souvent par une infusion *astringente* ou *émolliente*. Ils sont destinés à pénétrer beaucoup plus profondément que les collutoires, aussi ne sont-ils pas appliqués avec un pinceau. Le patient les introduit dans la bouche et les fait pénétrer aussi profondément que possible au moyen d'une manœuvre spéciale que nous décrirons plus loin.

## Collutoires.

La préparation des collutoires est assez simple : ils sont le plus souvent constitués par un mélange de *miel* ou de *sirop* (sirop de *mûres* ou *miel rosat*) qui sert *d'excipient*, avec une ou plusieurs substances actives (*Borax, alun*, etc.) qui constituent la *base*. Cette substance active est le plus souvent en quantité trop considérable pour pouvoir être dissoute, aussi faut-il la pulvériser très finement et la mettre en suspension dans l'excipient : par repos elle se dépose au fond du flacon ; il est donc presque toujours nécessaire d'agiter les collutoires avant d'en faire usage.

### *Collutoire boraté.*

| | |
|---|---|
| Borate de soude pulvérisé............ | 10 gr. |
| Miel rosat......................... | 40 — |

Mélangez avec soin et agitez.

### *Collutoire au chlorate de potasse.*

| | |
|---|---|
| Chlorate de potasse pulvérisé......... | 10 gr. |
| Sirop de mûres..................... | 30 — |
| Teinture d'opium................... | 2 — |

On triture le chlorate de potasse ; on le délaye dans le sirop et on verse ensuite la teinture d'opium.

On ajoute parfois au collutoire une teinture résineuse pour faciliter son adhérence aux gencives.

### *Collutoire contre le prurit de la dentition.*

| | |
|---|---|
| Miel rosat......................... | 60 gr. |
| Miel de mercuriale.................. | 20 — |
| Teinture de safran... .............. | 20 — |
| — myrrhe.................. | 10 — |
| — coca.................... | 5 — |
| — vanille ................ | 5 — |

Au lieu de teintures résineuses pour assurer l'adhérence des collutoires on emploie aujourd'hui le *sulforicinate de soude* (D<sup>rs</sup> Berlioz et Ruault) qui adhère

très fortement et peut tenir en dissolution les antiseptiques nécessaires et particulièrement l'acide phé-
nique (Phénol sulforiciné).

*Mode d'application*. — Les collutoires sont destinés
à être appliqués sur *les gencives*, sur *la langue*, *l'en-
trée du pharynx et les amygdales ;* tantôt l'application se
borne à un simple badigeonnage, tantôt au contraire
il faut la faire précéder d'une friction énergique pour
détacher les *mucosités* et les *fausses membranes*. Sur les
gencives l'application peut être faite avec le doigt ;
mais pour porter le collutoire plus profondément il est
indispensable de se servir d'un *pinceau*. Cette application des collutoires demande à être faite avec beaucoup de soin et surtout beaucoup de propreté ; il faut
s'entourer de toutes précautions antiseptiques nécessaires et indispensables en pareil cas. Le pinceau, s'il
doit servir plusieurs fois, doit être nettoyé avec le plus
grand soin après chaque application, et on doit le
maintenir immergé dans de l'eau phéniquée ou boriquée de manière à ce qu'il ne se dessèche pas; mais
il est préférable de le brûler après chaque application.

Les pinceaux sont de diverses sortes. Les plus employés sont ceux de *blaireau* montés sur un tuyau de
plume dont on peut facilement augmenter la longueur
en fixant à l'extrémité un petit manche en bois, crayon
ou porte-plume. Ces pinceaux sont *droits ou courbés* :
ils sont souples, et sont surtout utiles lorsqu'il ne s'a-
git que d'étaler le collutoire et qu'il faut éviter toute
pression douloureuse. On les plonge dans le flacon qui
renferme le collutoire et on agite le médicament avec
le pinceau. Une fois l'application faite on place le
pinceau dans un vase rempli d'eau afin de le nettoyer
et ensuite on le tient plongé dans un liquide antiseptique.

Le pinceau de blaireau est insuffisant lorsqu'il s'agit de pratiquer une friction assez énergique pour détacher des fausses membranes : de plus ils ont une certaine valeur et il n'est guère possible de les faire brûler après chaque application, point très important lorsqu'il s'agit d'affections contagieuses et en particulier de la diphtérie.

On fait alors usage de pinceaux constitués par un plumasseau de grosse charpie fixé à l'extrémité d'un manche en bois de petit diamètre et *flexible*, ce qui permet d'exercer une pression assez forte pour détacher la fausse membrane, sans craindre cependant de blesser les tissus sous-jacents.

On peut encore préparer de très bons pinceaux en prenant comme manche une baleine plate dont l'extrémité présente un petit trou. On enroule sur cette extrémité une bande de grosse toile de 2 à 3 centimètres de hauteur et on la fixe solidement avec un fil qui l'entoure plusieurs fois en passant dans le trou de la baleine. On obtient ainsi un excellent pinceau.

On peut aussi garnir l'extrémité d'un manche avec un petit morceau de tube de caoutchouc qui reste fixé de lui-même ; ou bien encore avec un coton antiseptique quelconque.

Depuis la vulgarisation et le développement des méthodes antiseptiques on trouve du reste des pinceaux de toute nature très bien préparés et dans des conditions telles qu'on peut les brûler après chaque application.

## Gargarismes.

Le gargarisme, avons-nous dit, n'est autre chose qu'un *collutoire* rendu plus liquide par l'addition d'un excipient constitué le plus souvent par une infusion ou une décoction médicamenteuse, il en résulte que la substance active sera entièrement dissoute.

### Gargarisme boraté.

Borate de soude pulv............... 10 gr.
Miel rosat........................ 40 —
Décoction de feuilles de ronces....... 200 —

### Collutoire boraté.

Borate de soude pulv................. 10 gr.
Miel rosat........................ 40 —

Mélangez avec soin et agitez.

Le gargarisme étant destiné à pénétrer beaucoup plus profondément que le collutoire ne peut être appliqué avec un pinceau.

Pour se gargariser on place dans la bouche une certaine quantité du médicament après avoir préalablement fait une *forte inspiration*. On renverse alors la tête en arrière ; on ouvre *largement* la bouche en même temps qu'on chasse *lentement* par cette voie, l'air inspiré : le liquide ainsi agité pénètre profondément sans pouvoir s'introduire dans le larynx à cause du courant gazeux qui le rejette sans cesse.

En principe le gargarisme n'est pas avalé et doit être rejeté chaque fois qu'on en fait usage. Mais comme le patient peut en absorber par mégarde il est utile de ne faire entrer dans sa composition aucune substance toxique.

Lorsque cependant cela est indispensable et qu'on prescrit un gargarisme à base de sel mercuriel ou arsénical il est prudent de prévenir le malade. Quelquefois aussi on fait, avec intention, absorber une petite quantité du médicament.

La préparation des gargarismes est peu compliquée :

ils se composent presque toujours d'une *base*, d'un *ad-juvant* et d'un *excipient*.

### Gargarisme astringent.

| | |
|---|---|
| Pétales de roses de Provins.......... | 10 gr. |
| Eau bouillante...................... | 250 — |
| Alun pulv.......................... | 5 — |
| Miel rosat......................... | 50 — |

On fait dissoudre l'alun dans l'infusé et on filtre puis on ajoute le miel rosat.

Les gargarismes renfermant presque toujours des substances *astringentes, alcalines ou acides* présentent d'assez nombreux cas d'incompatibilité qu'il faut éviter avec soin.

Il ne faut pas associer des substances astringentes, (tannin, décocté de roses de Provins, etc.) avec des sels de fer (perchlorure).

Le *borate et le bi-carbonate de soude* ne doivent pas être mis en présence d'acides ou de sels acides.

# CHAPITRE III

## EAUX MÉDICINALES. — EAUX DISTILLÉES. — HUILES VOLATILES OU ESSENTIELLES. — PRODUITS PYROGÈNÉS

Les *Eaux médicinales* ou *solutés aqueux* sont *simples* ou *composées*. — Elles sont constituées par la solution dans l'eau distillée de un ou plusieurs principes médicamenteux dont la nature est très variable. Les substances employées peuvent être entièrement solubles ou bien au contraire elles ne cèdent à l'eau qu'un certain nombre de principes (goudron) : c'est dire que les eaux médicinales ne présentent pas entre elles grande analogie.

*Eaux minérales artificielles.* — Un groupe fait exception c'est celui qui est constitué par les *eaux minérales artificielles*. Ce sont des solutions aqueuses des divers sels que l'analyse chimique a fait connaître comme constituant les principes minéralisateurs des eaux minérales naturelles : ces sels sont associés dans les proportions indiquées par l'analyse. Afin de rendre plus agréable l'ingestion de ces eaux, et de les rapprocher autant que possible des eaux naturelles, on les gazéifie très souvent, c'est-à-dire qu'on les sature d'acide carbonique sous une pression de 7 atmosphères. (L'eau dissout alors environ 7 fois son volume de gaz, quantité bien supérieure à celle qui existe dans les eaux naturelles.)

*Eau gazeuse simple, eau de Seltz.* — On l'obtient en chargeant d'acide carbonique sous la pression de 7 atmosphères de l'eau non séléniteuse, contenue soit dans des bouteilles en verre fort, soit dans des *siphons*.

*Eau saline purgative, eau de Sedlitz artificielle.* — On peut la préparer en dissolvant 30 grammes de sulfate de magnésie dans une bouteille (650 gr.) d'eau gazeuse simple ; mais presque toujours on l'obtient de toutes pièces de la manière suivante :

| | |
|---|---|
| Sulfate de magnésie.. .............. | 30 gr. |
| Acide tartrique *entier*............... | 4 — |
| Bi-carbonate de soude............. | 4 — |
| Eau............................... | 650 — |

On fait dissoudre dans l'eau le sulfate de magnésie et le bi-carbonate de soude : on filtre dans une bouteille en verre fort et au moment de boucher on introduit l'acide tartrique, qui doit être en gros cristaux afin que le dégagement gazeux ne s'établisse pas trop rapidement. On fixe le bouchon avec une ficelle. On peut porter la dose de sulfate de magnésie à 40, 50 ou 60 grammes : en cas de non indication le pharmacien doit délivrer l'eau de sedlitz contenant 30 grammes de sel.

*Eau sulfurée (Eau de Barèges, de Bonnes artificielles).*

| | |
|---|---|
| Monosulfure de sodium cristallisé. | 0 gr. 13 |
| Chlorure de sodium.............. | 0 — 13 |
| Eau *bouillie*...................... | 6·0 — |

On ne gazéifie pas.

*Eau ferrée gazeuse (Eau de Spa artificielle).*

| | |
|---|---|
| Bi-tartrate de potasse.............. | 0 gr. 56 |
| Carbonate de soude................ | 0 — 56 |
| Chlorure de sodium.............. | 0 — 16 |
| Sulfate ferreux pur................ | 0 — 18 |

On fait dissoudre les trois premières substances dans une petite quantité d'eau, on verse dans la bouteille, on ajoute le sulfate de fer et on remplit avec de l'eau gazeuse.

*Eaux hémostatiques.* — Un autre groupe d'eaux médicinales est constitué par les *eaux hémostatiques* dont voici les principales.

### Eau hémostatique de *Pagliari*.

| | |
|---|---|
| Benjoin | 250 gr. |
| Sulfate d'alumine et de potasse ... | 500 — |
| Eau | 5.000 — |

On fait bouillir pendant 6 heures dans un pot de terre vernissée en remplaçant l'eau qui s'évapore par d'autre eau chaude de manière à ne pas interrompre l'ébullition.

### Eau hémostatique de *Tisserand*.

| | |
|---|---|
| Sang-dragon | 100 gr. |
| Térébenthine des Vosges | 100 — |

Faites digérer 12 heures dans un litre d'eau.

L'eau de Léchelle est une eau distillée composée de plantes astringentes et aromatiques; il en est de même de l'eau de Monterosi.

*Eaux médicinales diverses.* — *Eau albumineuse*, cette eau qui est une véritable tisane (voir page 162) est préparée avec :

| | |
|---|---|
| Blancs d'œufs | nº 4 |
| Eau | 1 litre |
| Eau distillée de fleurs d'oranger | 10 gr. |

On délaye les blancs d'œufs dans l'eau : on passe à travers un linge fin et on ajoute l'eau de fleurs d'oranger.

*Eau chloroformée.* — Cette eau est très employée aujourd'hui comme véhicule des potions. On la prépare en laissant en contact de l'eau avec un excès de chloroforme : on agite de temps à autre. L'eau saturée contient sensiblement 1 pour 100 de chloroforme. On l'emploie telle qu'elle ou on la dédouble.

*Eau de chaux.* — C'est la plus employée et la plus connue des eaux médicinales : on l'obtient en prenant de *la chaux hydra ée* que l'on commence par laver en la laissant en contact avec 50 fois environ son poids d'eau pendant 24 heures. On jette ensuite cette eau et on la remplace par de l'eau distillée (100 fois le poids de la chaux) on agite de temps à autre et l'on conserve en *flacon bien bouché*. On décante et on filtre au moment du besoin : l'eau de chaux saturée retient par litre environ 1 gr. 285 de chaux caustique en solution.

*Eau de goudron.* — On préparait autrefois cette eau en badigeonnant l'intérieur d'une cruche avec 100 gr de *goudron de bois*, et en laissant en contact pendant 24 heures avec 3 litres d'eau. On rejettait cette eau et on la remplaçait par une nouvelle quantité qui constituait l'eau de goudron, après 8 à 10 jours de contact.

Le Codex actuel fait mélanger au mortier 5 grammes de goudron de bois avec 15 gr. de sciure de bois de sapin, puis fait délayer dans un litre d'eau et filtrer après 24 heures de contact.

Pour les autres eaux médicinales (voir à *solutions* et *solutés* page 93).

## Eaux distillées.

Les *eaux distillées* ou *hydrolats* sont constituées par de l'eau chargée par *distillation* des principes *volatils* contenus dans les plantes. Elles diffèrent des *macérés* et *infusés* en ce que ces derniers renferment tous les principes *solubles*, *volatils* ou *fixes*. Les principes volatils qui passent, à la distillation et sont contenus dans les hydrolats sont assez variés au point de vue de leur constitution chimique. Outre les *huiles volatiles* ou *essentielles*, les eaux distillées peuvent renfermer des acides (*benzoïque, cyanhydrique, cinnamique, valérianique*) et divers principes neutres (*anémonine*). Il n'est donc pas possible d'obtenir, comme on l'avait proposé, les hydrolats aromatiques en agitant simplement de l'eau distillée avec les essences correspondantes.

La préparation des eaux distillées est assez simple. On emploie les substances *fraîches* ou *sèches;* dans ce dernier cas (Cannelle, Valériane), on les laisse macérer pendant 12 heures dans l'eau avant de procéder à la distillation. Les *bois* et les *racines* seront *rapés* ou convenablement *divisés* : les *feuilles*, *fleurs* et *sommités* seront simplement *comprimées* ou au besoin *contusées* de manière à ne pas occuper dans la cucurbite de l'alambic un volume trop considérable. Les plantes fraîches doivent être récoltées et distillées au moment où elles présentent le maximum de suavité et de parfum. Les substances seront placées soit dans la *cucurbite* de l'alambic (voir à distillation, Tome I page 46), soit dans le bain-marie en adoptant une disposition spéciale dont nous parlerons tout à l'heure. On doit les recouvrir avec une quantité d'eau suffisante pour qu'elles baignent entièrement et qu'il en reste encore dans l'alambic lorsque la quantité voulue d'hydrolat aura été distillée. Cette quantité varie de 1 à 4 fois le poids de la substance employée.

Autrefois, pour obtenir de certains hydrolats plus chargés de principes volatils on *cohobait*, c'est-à-dire qu'après avoir préparé un hydrolat, on le remettait dans la cucurbite avec une nouvelle quantité de plantes et on procédait à une seconde distillation.

*Distillation à feu nu.* — La distillation à feu nu consiste à placer les substances directement dans la cucurbite et à porter à l'ébullition. Ce mode de préparation n'est pas le plus avantageux. Souvent en effet la substance, en contact direct avec les parois de la cucurbite, peut y adhérer et les préserver du contact de l'eau : en cet endroit il y a surchauffe, la susbstance peut être légèrement carbonisée et communiquer à l'eau distillée un goût empyreumatique désagréable. Cependant la préparation de certaines eaux distillées ne peut être faite qu'à feu nu ; on évite alors l'inconvénient que nous venons de signaler en enfermant les substances dans un seau en grillage métallique que l'on plonge entièrement dans l'eau ; de cette manière tout contact entre la substance et les parois de la cucurbite se trouve évité.

*Distillation à la vapeur.* — Ce procédé supprime tous les inconvénients : au lieu de plonger la substance dans de l'eau de la cucurbite on l'enferme dans un bain-marie et l'on y fait arriver de la vapeur d'eau provenant soit d'un générateur *séparé* (Fig. 1) soit de la *cucurbite même* et cela au moyen d'une disposition très ingénieuse due à *Soubeiran* Cette disposition consiste à placer les substances dans le bain-marie, sur un diaphragme placé à quelques centimètres du fond. Au moyen d'un tuyau recourbé, partant de la cucurbite, on fait arriver sous ce diaphragme la vapeur provenant de l'eau portée à l'ébullition dans la cucurbite. Cette vapeur baigne les substances, entraine les principes volatils et va se condenser avec eux dans le serpentin. Il existe un certain nombre de dispositions analogues.

Lorsqu'on prépare des eaux distillées avec des substances très riches en essence, les premières portions recueillies sont très chargées en principes volatils et par suite *lactescentes* ; très souvent même l'essence se sé-

pare. On doit dans ce cas mélanger la totalité de l'hydrolat recueilli, bien agiter et le filtrer sur un filtre
mouillé pour retenir l'huile essentielle.

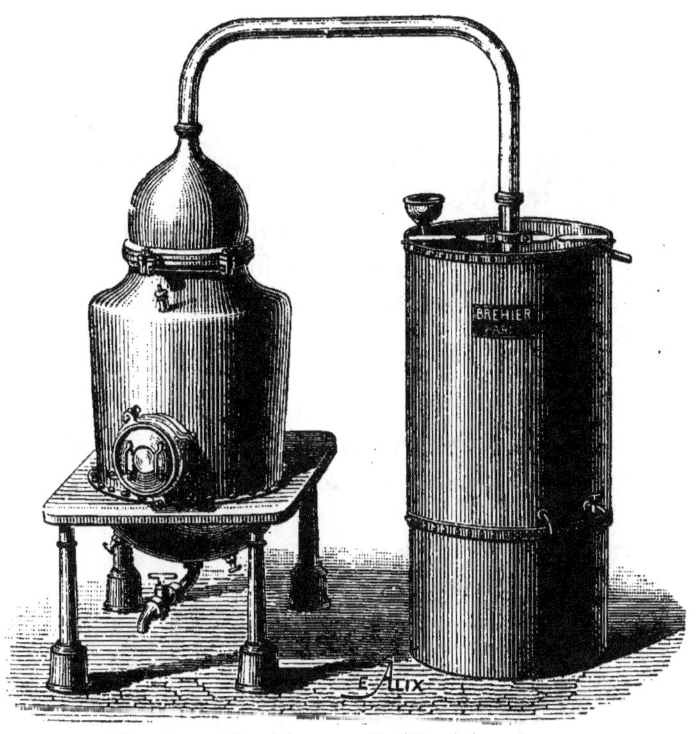

Fig. 1. — Alambic pour distiller à la vapeur.

Au moment de leur préparation les eaux distillées
ne présentent ni la saveur ni l'odeur suave qu'elles
possèderont plus tard. Elles ont un *goût de feu* qui ne
disparaît généralement que un ou deux mois après
leur préparation et qu'on peut leur faire perdre plus
rapidement en les soumettant à l'action d'une température un peu inférieure à zéro.

Sauf quelques exceptions, et en particulier l'eau de
laurier-cerise, les eaux distillées s'altèrent assez

promptement. En même temps que les substances volatiles, des matières organiques sont entraînées par la vapeur d'eau, et rendent les hydrolats très altérables : ils commencent par se troubler : puis deviennent légèrement visqueux et filants ; il se développe des matières floconneuses et finalement l'eau finit par entrer en putréfaction.

*Conservation*. — Pour prévenir l'altération des eaux distillées on a proposé de leur ajouter par litre 30 grammes d'alcool distillé de la même plante ; mais cette addition modifie la nature de l'eau distillée. Il est préférable de les conserver dans des flacons entièrement remplis, bouchés à l'émeri et placés dans un endroit *frais* et *obscur*.

Les eaux distillées constituent une forme pharmaceutique très employée et servent principalement d'excipient aux collyres, et aux potions. Elles présentent sur les infusions l'avantage de constituer une préparation officinale et permettent par conséquent de délivrer rapidement le médicament au malade.

*Eau distillée simple*. — On obtient l'eau distillée en chauffant à feu nu de l'eau de *rivière ou de source*, par conséquent très peu minéralisée. On ne recueille ni les premières ni les dernières parties condensées.

L'eau distillée ne doit pas agir sur le papier de tournesol *rouge* ou *bleu* ni se troubler par l'addition des réactifs suivants :

*Azotate d'argent :* absence de *chlorures*.

*Chlorure de baryum :* absence de *sulfates*, ou *carbonates*.

*Eau de chaux :* absence de *sulfates, carbonates, acide carbonique*.

*Oxalate d'ammonique :* absence de *chaux*.

*Bi-chlorure de mercure :* absence de *sels ammoniacaux*.

*Sous-acétate de plomb :* absence de *chlorures, sulfates, carbonates, acide carbonique.*

*Chlorure d'or et permanganate de potasse :* ne doivent pas être réduits et décolorés; absence de *matières organiques.*

## Eaux distillées médicamenteuses.

1° *Une partie de substance fournit* **4** *parties d'hydrolat.*

Distillation *à la vapeur :* eau distillée de *tilleul, anis, fenouil. camomille, eucalyptus, mélilot* et *sureau,* etc.

Distillation *à feu nu* après 12 heures de macération dans 8 parties d'eau : eaux distillées de *cannell·, badiane, valériane;*

2° *Une partie de substance fournit* **2** *parties d'hydrolat :* eau distillée de fleur d'oranger : on distille *à la vapeur.*

3° *Une partie de substance fournit* **1** *partie d'hydrolat :* distillation *à feu nu;* eau distillée de *laitue, plantain* et autres plantes aromatiques.

Distillation *à la vapeur :* eau distillée de *menthe poivrée, hysope, mélisse, thym.* etc., et de pétales de *rose pâle.*

Pour toutes ces plantes on peut recevoir l'hydrolat dans un *récipient florentin,* (Voir à essence page 27) de manière à recueillir l'essence en excès qui passe à la distillation;

4° *Une partie de substance fournit* 1 *partie* 1/2 *d'hydrolat.*

### *Eau distillée de laurier-cerise.*

Feuilles fraîches de laurier-cerise.. 1.000 gr.
Eau.............................. 4.0·0

On contuse les feuilles dans un mortier de marbre puis on distille à feu nu très modéré ou à la vapeur jusqu'à ce que l'on ait recueilli 1500 gr. de produit. On trouve dans le récipient en même temps que l'hydrolat une certaine quantité d'essence. On agite fortement de manière à saturer l'eau de cette essence puis on sépare l'excès en passant sur un filtre mouillé. Avant de faire usage de l'eau de laurier-cerise, il faut déterminer la quantité d'acide cyanhydrique qu'elle renferme et abaisser ensuite cette quantité au *titre fixé par le Codex* c'est-à-dire à 500 *milligrammes par litre;* ou 5 *milligr.* par 10 *grammes.* L'eau de laurier-cerise bien préparée contient en effet de 55 à 70 milligrammes pour 100, on l'étend alors d'une quantité d'eau distillée suffisante pour abaisser ce titre au degré voulu. On effectue cette détermination au moyen d'une solution de *sulfate de cuivre* contenant 23 gr. 09 de ce sel pour un litre d'eau. Chaque centimètre cube de cette solution correspond à 1 centigr. d'acide cyanhydrique et comme on le verse avec une burette divisée en dixièmes de centimètres cubes *chaque division représente* 1 *millig. d'acide cyanhydrique.*

Dans un vase de verre à fond plat, disposé sur une feuille de papier blanc on verse 100 c.c. de l'eau distillée de laurier-cerise que l'on veut titrer, on ajoute 10 c.c. d'ammoniaque et on y verse avec la burette la solution titrée de sulfate de cuivre jusqu'à obtention de *coloration bleue persistante.* Le nombre de divisions employé indique le nombre de milligrammes d'acide cyanhydrique renfermé dans 100 c.c. d'eau : si ce nombre est par exemple de 65 cela veut dire que 100 c.c. d'eau contiennent 65 milligr. d'acide au lieu de 50 ; par une simple proportion on obtient la quantité d'eau à ajouter à l'hydrolat de laurier-cerise pour l'abaisser au titre légal.

### Huiles volatiles ou essentielles, essences.

Les huiles *essentielles* ou *essences* constituent les principes volatils auxquels les plantes doivent leur odeur. On peut les extraire par *distillation avec l'eau*, par *expression*, par *dissolution*, ou enfin les obtenir par *synthèse*.

Ces principes volatils sont liquides (*oléoptènes*) ou solides (*stéaroptènes*) ; très souvent les essences sont constituées par un mélange de ces deux corps et dans ce cas leur point de fusion est habituellement peu élevé. Les essences se rencontrent dans toutes les parties de la plante ; mais elle sont le plus souvent localisées dans les *feuilles*, les *fleurs* et les *fruits*. Lorsqu'on les obtient par *distillation* avec l'eau elles sont presque toujours incolores ; il n'en est plus ainsi lorsqu'on les prépare par *expression*. Les essences sont généralement toutes formées dans la plante, il n'y a d'exception que pour celles d'*amandes amères*, de *laurier cerise* et de *moutarde* (voir ce mot). Leur odeur est forte, caractéristique et rappelle celle de la plante qui les a fournie : elles sont presque *insolubles* ou très peu *solubles* dans l'eau qui acquiert cependant une saveur très prononcée lorsqu'on l'agite avec elles et qu'on en sépare l'excès par filtration. Les essences sont très solubles dans l'*alcool*, l'*éther*, le *sulfure de carbone* et les *huiles grasses* : elles sont combustibles. Leur composition chimique est très variable et elle est très souvent fort complexe. Elles renferment comme principes élémentaires du *carbone*, de l'*hydrogène*, de l'*oxygène*, de l'*azote* et du *soufre*. Comme fonctions chimiques, elles constituent des *carbures d'hydrogène*, des *hydrocarbures*, des *alcools*, des *éthers*, des *phénols*, des *aldéhydes*, des *corps neutres*.

Sous l'influence de la lumière un très grand nombre d'essences se colorent : elles absorbent facilement l'oxygène de l'air, s'épaississent et finissent par se résinifier.

Nous allons passer rapidement en revue leurs divers modes de préparation.

*Distillation*. — La plupart des essences sont obtenues par distillation avec l'eau bien que leur point d'ébullition soit de beaucoup supérieur à celui de ce liquide, puisqu'il peut atteindre jusqu'à 240° ; mais elles sont entraînées *mécaniquement*. Leur préparation est identique à celle des eaux distillées, seulement on accroît autant que possible la proportion de substance par rapport à celle de l'eau et au lieu d'eau commune on se sert d'hydrolat de la même substance obtenu dans une première opération. De cette manière

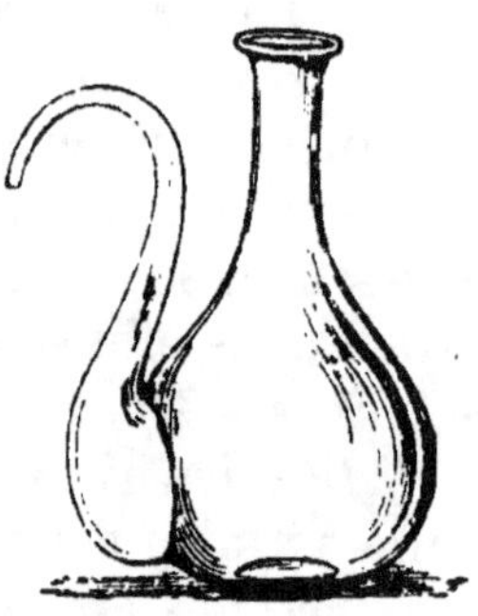

Fig. 2. — Récipient Florentin pour essences plus légères que l'eau.

l'eau saturée d'essence ne peut plus en dissoudre et le rendement est plus élevé. On reçoit le liquide condensé dans un récipient spécial connu sous le nom de *récipient Florentin* (fig. 2 et 3) lequel permet de séparer l'essence, qu'elle soit plus *légère* ou plus *dense* que l'eau : dans le premier cas, l'hydrolat s'écoule par la tubulure inférieure ; dans le second par un tube de déversement placé à la partie supérieure du récipient.

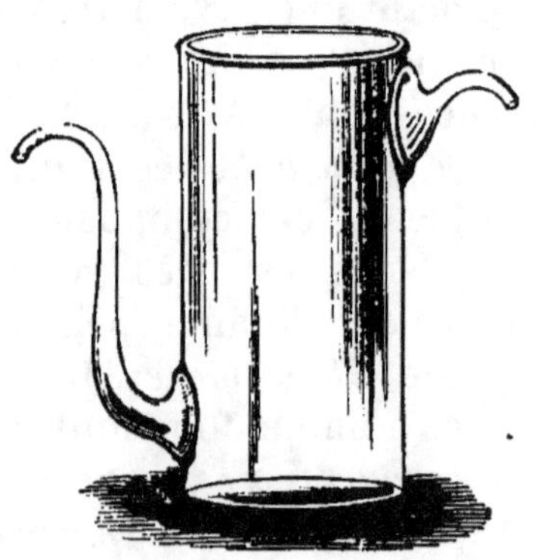

Fig. 3. — Récipient Florentin pour essences plus lourdes et plus légères que l'eau.

De même que les eaux distillées les essences obtenues par distillation ne possèdent pas tout d'abord la suavité qu'elles auront plus tard

*Expression.* — Ce mode d'obtention n'est applicable qu'aux substances fraîches qui renferment une forte proportion d'essence et en particulier aux écorces de fruits d'hespéridées (*oranges, citrons. cédrats,* etc.).

On rape les *zestes* et on les soumet à la presse dans un sac de crin après les avoir mélangés avec de la paille hachée destinée à faciliter l'écoulement de l'essence. Les huiles essentielles ainsi obtenues sont de suite très suaves ; mais elles se conservent moins bien, et ne sont pas toujours entièrement solubles dans l'alcool. Elles sont colorées, déposent assez facilement dans les flacons où on les conserve et ne sont pas entièrement volatiles.

*Extraction au moyen des dissolvants.* — Ce mode d'extraction est utilisé dans l'industrie lorsque les essences n'existent qu'en très petite quantité et seraient altérées par l'action de la chaleur : on ne l'applique guère qu'aux fleurs à odeur fugace (*jasmin, tubéreuse, violette,* etc.) On épuise la plante par le *sulfure de carbone,* l'*huile* de *ben, la vaseline,* etc.

*Préparation par synthèse.* — On obtient un certain nombre d'essences par synthèse : souvent l'odeur seule est identique ; quelquefois la composition et l'odeur sont analogues à celles du produit naturel.

Citons l'essence de mirbane (essence d'amandes amères artificielles). On prépare surtout de cette manière les essences de fruits utilisées pour la confection des conserves et des liqueurs ; par exemple l'essence de poire (*éthers amylacétique et acétique*), l'essence de pomme (*éther valéramylique alcoolisé*) l'essence d'ananas (*éther butyrique alcoolisé*) l'essence de coings, (*éther pelargonique*). Citons pour terminer la vanilline que l'on prépare synthétiquement d'une façon courante.

Les essences sont souvent falsifiées par l'addition

d'alcool, d'huile grasse ou d'essence de térébenthine : ces falsifications sont faciles à caractériser. En pharmacie, les essences sont surtout employées comme correctifs pour masquer une saveur ou une odeur désagréables : on ne les emploie pas en nature ; mais sous formes d'oléo-saccharures et de teintures. Nous en parlerons plus loin.

*Produits pyrogènes.* — Certaines substances organiques, *volatiles* ou *fixes*, soumises en vase clos à l'action de la chaleur se décomposent avec production de principes nouveaux *volatils* ou *fixes* et qu'on désigne sous le nom de produits pyrogènes. Un certain nombre de ces produits sont utilisés en pharmacie ; les plus connus sont le *goudron* et la *créosote*.

*Goudron de bois* ou *goudron végétal*. — Ce goudron est obtenu industriellement par la combustion, dans des fosses ou puits coniques pratiqués en terre et dans lesquels l'air ne peut se renouveler, des tronçons et copeaux de pin et sapin qui ont fourni la térébenthine : c'est une distillation par *descensum*.

Le goudron végétal présente une *réaction acide*, il est granuleux et sa consistance est semi-solide et visqueuse ; l'odeur est spéciale, sa couleur est brun noirâtre ; il entre en ébullition vers 87° et est combustible. Il est soluble dans l'alcool, l'éther et les huiles fixes ; il ne se dissout pas dans l'eau ; mais lui cède un certain nombre de principes. Le goudron se solidifie lorsqu'on le mélange avec 1/16 de son poids de magnésie ; cette propriété est utilisée pour la préparation des pilules. La composition du goudron est très complexe et il renferme, entre autres, un produit très intéressant au point de vue médical, la *créosote* ; citons encore la *paraffine* et l'*acide acétique*.

Le *goudron de houille* ou *coaltar* n'est utilisé que comme désinfectant : c'est le produit de la distillation de la houille, lorsqu'on effectue cette opération en vase clos pour la préparation du gaz d'éclairage. L'odeur de ce goudron est beaucoup plus forte et plus désagréable que celle du goudron de bois, il bout à 90°; sa couleur est d'un beau noir brillant; sa réation est *alcaline*. La composition est très complexe : il renferme de la *benzine*, du *phénol*, de la *n uphtaline*, de la *pyridine*, de l'*aniline*, etc. Il ne contient pas de *paraffine*.

*Créosote.* — La créosote est obtenue en distillant le goudron de *bois*. Le goudron provenant du hêtre fournit le meilleur produit, mais il est impossible de vérifier l'origine.

La *créosote* est, comme le goudron, un produit complexe et de composition fort variable.

La créosote impure renferme.

| | | | |
|---|---|---|---|
| Du phénol | qui bout à | ....... | 184° |
| Du crésol ou   crésylol | » | ....... | 203° |
| Du phlorol | » | ....... | 220° |
| Du gaïacol | » | ....... | 200° |
| Du créosol | » | ....... | 217° |

Le point d'ébullition de la créosote officinale doit osciller entre 200 et 210 ; et sa densité doit être de 1069 à 1080.

Une créosote répondant à ces caractères renferme environ.

| | |
|---|---|
| Gaïacol.................. .......... | 65 p. 100 |
| Crésol ou crésylol................. | 25  — |
| Créosol.......................... | 10  — |

Elle ne doit pas renfermer de *phénol*.

La créosote doit être incolore, se dissoudre dans volume égal de glycérine à 30 et en toute proportion dans *l'alcool, l'éther et les huiles grasses*.

L'eau en dissout environ le centième de son poids : cette solubilité est fort variable suivant la composition de la créosote ; elle est souvent abaissée à 1/300. La créosote doit être neutre et ne pas coaguler le collodion ; sa solution alcoolique, additionnée de perchlorure de fer, doit se colorer en *vert* sans mélange de *bleu ;* on peut la solidifier avec la magnésie et le savon amygdalin.

*Gaïacol.* — On a dans ces derniers temps proposé de substituer le *gaïacol* à la *créosote*. Ce produit possède une odeur aromatique assez agréable, il est insoluble dans l'eau ; très soluble dans l'alcool et l'éther : il se colore rapidement à la lumière et doit être conservé dans des flacons jaunes.

# CHAPITRE IV

## ÉLECTUAIRES. — CONFECTIONS, — OPIATS

Ce groupe de médicaments est constitué par des préparations *officinales* ou *magistrales*, dont la consistance est *molle* et qui ont *pour base* des poudres agglutinées avec *des sirops*, du *miel* ou des *baumes naturels*. Très souvent, aux poudres végétales sont associés des *extraits*, des *pulpes* ou des substances *chimiques*. Ces préparations sont aujourd'hui peu usitées. Autrefois elles étaient très employées, et le nombre des substances qui entraient dans leur composition était considérable. Ces formes pharmaceutiques, qui diffèrent très peu les unes des autres [1], constituent en réalité un mode d'administration facile des poudres médicamenteuses qui forment le plus souvent le principe actif de la préparation. L'excipient (*miel, sirop, mucilage*, etc.) qui sert à les agglutiner ne présente en général aucune propriété bien marquée. Il n'y a d'exception que pour les baumes et oléo-résines.

1. Les trois expressions *électuaires*, *confections* et *opiats* sont employées indifféremment et comme synonymes les unes des autres.

Le mode de préparation de ces médicaments est assez simple.

Les *poudres* doivent être tamisées, et présenter autant que possible le même degré de ténuité.

Les *extraits* seront pulvérisés s'ils sont secs ; dans le cas contraire on les dissout dans une petite quantité d'eau et on les mélange à l'excipient.

Les *substances chimiques* seront pulvérisées si elles sont insolubles et mélangées aux poudres ; mais, si cela est possible, il est toujours préférable de les dissoudre et de les mélanger à l'excipient.

Les *résines* et *gommes-résines* seront pulvérisées ou bien *émulsionnées* avec l'excipient. Le choix de ce dernier demande à être fait avec discernement et sa nature dépend de celle des poudres qu'il doit agglutiner.

Le *miel* est très employé ; il faut le choisir *un peu mou et* surtout *lisse*. Le *sirops* et les *mellites* seront au besoin concentrés afin de ne pas augmenter inutilement le poids de la préparation.

La consistance que l'on donne aux électuaires doit être telle qu'on puisse facilement les diviser à la spatule et les rouler en boulettes dont la consistance doit être assez ferme pour qu'elles puissent conserver quelque temps la forme qu'on leur donne ; il ne faut pas oublier que la préparation durcit toujours un peu en vieillissant.

Lorsque le médecin formulera un électuaire ou un opiat, il est préférable qu'il indique seulement la nature de l'excipient et qu'il laisse au pharmacien le soin d'en déterminer la quantité ; s'il veut formuler entièrement il doit se souvenir que *les substances végétales* exigent environ *trois fois* leur poids de sirop : les *résines*, les *gommes-résines* la *moitié* seulement, pour être converties en opiat.

Les opiats et électuaires se conservent assez bien,

il peut cependant arriver que l'excipient (miel ou sirop) entre en fermentation ou cristallise : on remédie à cet inconvénient en les chauffant au bain-marie. On doit les tenir en lieu frais et sec ; et enfermés dans des pots en faience ou en porcelaine. Le mode d'administration est très simple : on les fait diviser ou le malade les divise lui-même en boulettes qu'il avale telles quelles, comme des pilules (Voir ce mot) ou après les avoir enveloppées dans du pain azyme.

Les plus employées parmi ces préparations sont les suivantes :

### *Electuaire ou opiat de copahu composé.*

| | |
|---|---|
| Baume de Copahu.................... | 100 gr. |
| Cubèbes pulvérisés.................. | 150 — |
| Cachou pulv........................ | 50 — |
| Huile volatile de menthe............ | 3 — |

Mélangez les poudres avec le baume et ajoutez en dernier lieu l'essence de menthe.

*L'electuaire dioscordium* est un astringent encore très employé, seul ou associé au sous-nitrate de bismuth : il renferme pour *un gramme* : six milligrammes *d'extrait d'opium.*

*L'electuaire thériacal* ou *thériaque* figure encore dans la pharmacopée officielle, mais le nombre des substances qui entrent dans la composition de cette célèbre préparation a été bien réduit : il n'est plus que de *cinquante-six.*

4 grammes de thériaque renferment environ 0 gr.05 d'opium brut ; soit 0, 025 d'extrait.

# CHAPITRE V

## ÉMULSIONS. — LOOCHS

Les *émulsions* sont des liquides présentant un aspect *laiteux* qui leur est communiqué par des *matières grasses* ou *résineuses* très finement divisées et tenues en suspension à la faveur de *matières albuminoïdes* ou de *mucilages*. On les divise en émulsions *naturelles* et *artificielles*.

*Émulsions naturelles* : ce sont celles dans lesquelles *la division* et la *suspension* des matières *grasses* ou *résineuses* est obtenue au moyen des substances albuminoïdes coexistantes avec elles dans le produit.

Le *lait* est le type le plus parfait d'une émulsion naturelle ; le *beurre* (matière grasse) est émulsionné au moyen de la *caséine* ou des *matières albuminoïdes* qu'il renferme. De même le lait d'amandes est constitué par l'émulsion de l'huile grasse, que renferment les amandes, au moyen de l'émulsine qu'elles contiennent également.

*Émulsions artificielles*. Ces émulsions sont calquées sur les émulsions naturelles, mais elles sont faites de toutes pièces, et constituées par un *corps gras* ou *rési-*

*neux* finement divisé et tenu en suspension au moyen d'un mucilage.

Comme type des deux émulsions nous allons étudier la préparation du *looch blanc* du Codex et du *looch huileux*.

### Looch blanc du Codex. — Potion émulsive gommée.

| | |
|---|---|
| Amandes douces mondées............ | 30 gr. |
| Amandes amères mondées........... | 2 — |
| Sucre blanc........................ | 30 — |
| Gomme adragante pulvérisée........ | 0 50 |
| Eau distillée de fleurs d'oranger.... | 10 — |
| Eau ............................... | 120 — |

Les amandes douces renferment de *l'huile grasse* et une matière albuminoïde, l'*émulsine*, en quantité plus que suffisante pour émulsionner leur huile : les amandes amères renferment les mêmes principes et en outre *de l'amygdaline*, substance cristallisable, qui au contact de l'eau et sous l'influence de l'émulsine se dédouble en *essence d'amandes amères* et en *acide cyanhydrique*. On commence par monder les amandes en les jetant dans l'eau chaude pendant quelques instants, et on les dépouille de leur pellicule en les pressant entre les doigts. On les pile ensuite dans un mortier en marbre en ajoutant le sucre et une très petite quantité d'eau. On obtient ainsi une pâte que l'on délaye ensuite dans la quantité d'eau prescrite et qui constitue le *lait d'amandes* : l'addition des amandes amères a pour but de lui communiquer une saveur agréable. On passe avec expression et à travers une étamine.

Théoriquement l'émulsion est terminée et elle est *naturelle ;* mais pour assurer sa stabilité et lui permettre de retenir plus facilement en suspension certaines substances insolubles, on y fait dissoudre une petite quantité de gomme adragante 0,50 d'après le Codex

(mais 0,20 suffisent) ce qui la rend encore plus visqueuse ; et on aromatise finalement en ajoutant l'eau
distillée de fleurs d'oranger.

On obtient ainsi le *looch blanc du Codex* qui par lui-
même est dépourvu de toute propriété médicamenteuse ; mais qui, malgré ses inconvénients, constitue
un véhicule agréable et très employé.

### *Looch huileux ou potion huileuse.*

| | | |
|---|---|---|
| Huile d'amandes douces.............. | 15 | gr. |
| Gomme arabique pulvérisée......... | 15 | — |
| Sirop de gomme.................... | 30 | · |
| Eau distillée de fleurs d'oranger..... | 15 | — |
| Eau ............................... | 100 | — |

Dans un mortier en marbre, on place la gomme et
l'huile que l'on commence par mélanger aussi bien
que possible : on ajoute alors le sirop et l'on bat énergiquement pendant quelques instants ; la gomme se
dissout dans le sirop, et le mucilage se développe en
même temps que l'huile s'émulsionne ; on ajoute alors
l'eau, par petite quantité à la fois, et l'on continue à
battre ; lorsque l'émulsion est terminée, on verse l'eau
distillée de fleurs d'oranger, et on obtient ainsi *le
looch huileux.*

La saveur de ce looch est moins fine et moins agréable que celle du looch blanc du Codex et il ne doit jamais lui être substitué. Le looch préparé avec de l'é-
mulsion d'amandes se conserve mal et présente de
nombreux incompatibles. Sous l'influence de la chaleur
il aigrit et se coagule absolument comme le lait de va-
che. L'addition d'acides, ou de sels acides, de substances astringentes en détermine également la coagulation. Il ne peut servir à l'administration *du calomel*
qui se transforme en sublimé au contact de l'acide
cyanhydrique des amandes amères, il faut alors les

supprimer. En résumé le looch blanc du Codex ne présente qu'un seul avantage c'est d'être agréable au goût; mais il constitue un excipient très défectueux tant au point de vue de sa mauvaise conservation que de ses nombreux incompatibles.

Le looch huileux se conserve bien et ne présente pas d'incompatibles; mais sa saveur est loin d'être aussi agréable que celle du lait d'amandes.

Les loochs servent surtout d'excipients pour les potions expectorantes *au kermès* et à *l'oxyde blanc d'antimoine*. On triture ces substances avec la gomme et une petite quantité de sucre au moment de développer le mucilage.

*Émulsion de jaune d'œuf, lait de poule.* — C'est une émulsion *naturelle* que l'on obtient en délayant avec précaution des jaunes d'œufs dans l'eau chaude : l'eau ne doit pas être assez chaude pour cuire et coaguler l'œuf. On prend 2 jaunes pour 200 grammes d'eau : on passe l'émulsion à travers un linge, on sucre légèrement et on aromatise avec une cuillerée d'eau distillée de fleurs d'oranger. Le lait de poule constitue à la fois une tisane et un aliment ; on peut le rendre plus nutritif en se servant de *lait* au lieu *d'eau* pour préparer l'émulsion : on obtient alors la préparation alimentaire désignée sous le nom de *crème*, à laquelle on peut donner une consistance semi-solide en la portant à une température suffisante pour cuire le jaune d'œuf.

*Émulsion d'huile, de résines.* — Nous avons vu (Huiles vol. I page 132) qu'on pouvait émulsionner l'huile de ricin à la faveur du jaune d'œuf; on obtient ainsi une émulsion mixte qui est tout à la fois naturelle et artificielle ; mais on peut également préparer l'émulsion d'huile de ricin au moyen de la gomme arabique; elle est alors entièrement artificielle.

Huile de ricin...................... 20 gr.
Gomme arabique pulvérisée.......... 5 —
Sirop de sucre..................... 20 —
Eau............................... 40 —
Eau distillée de menthe poivrée...... 10 —

On suit la marche indiquée pour la préparation du *looch huileux*.

Les *gommes-résines* et les *résines* peuvent être facilement émulsionnées.

L'*émulsion purgative avec la résine de jalap* se prépare de la manière suivante :

Résine de Jalap................... 0 gr. 80
Jaune d'œuf................. n° 1
Sucre blanc..................... 50 —
Eau commune.................... 15 —
Eau distillée de fleurs d'oranger.... 15 —

On triture la résine avec 5 grammes de sucre environ ; on ajoute le jaune d'œuf et l'on bat avec soin ; on verse alors l'eau de fleurs d'oranger puis l'eau commune dans laquelle on a fait dissoudre le reste du sucre.

La *résine de scammonée* peut être émulsionnée par simple trituration avec du lait.

Nous avons indiqué aux préparations alimentaires (page 4) la préparation d'un véritable *looch à la viande*.

*Cérats.* — Dans toutes les émulsions dont nous venons de parler la proportion de matières grasses est toujours très petite par rapport à celle du véhicule, ainsi l'émulsion conserve la forme liquide ; si au contraire la proportion de matières grasses domine, on obtient des émulsions solides, par exemple celles qu'on désigne sous le nom de cérats. Nous en avons parlé aux pommades (Voir vol. I page 163).

# CHAPITRE VI

## DES EXTRAITS

Les *extraits* sont des médicaments *officinaux*, de consistance *molle*, *ferme* ou *sèche et cassante*, obtenus par l'évaporation d'un liquide *aqueux*, *alcoolique* ou *éthéré*, tenant en dissolution des principes médicamenteux.

Les anciens pharmacologistes (Fourcroy 1781) considéraient les extraits comme un principe *unique* qu'ils définissaient de l'*extractif* amené à un grand état de concentration. On sait aujourd'hui que cette définition est absolument fausse ; que la composition d'un extrait varie d'une plante à l'autre et qu'il est constitué « par l'ensemble des matières solubles dans le véhicule qui a servi à le préparer ».

Ces principes sont plus ou moins altérés pendant la préparation de l'extrait et l'évaporation du dissolvant, il se forme toujours des matières insolubles qu'on désignait sous le nom d'« *extractif oxygéné* ou d'*apothème* ». Ces produits d'altération prennent naissance sous l'influence de l'air et de la chaleur; les procédés d'évaporation perfectionnés que l'on emploie aujourd'hui permettent de les éviter entièrement.

La préparation des extraits comporte deux opérations distinctes :

1° L'obtention du liquide chargé de principes médicamenteux ;

2° L'évaporation de ce liquide et sa conversion en extrait.

1° *Obtention du liquide.* — La manière d'opérer varie suivant la nature du dissolvant qui est habituellement *l'eau, l'alcool* ou *l'éther.* On employait encore ; mais très rarement le vin ou le vinaigre : ces dissolvants présentaient le grand inconvénient de fournir eux-mêmes par évaporation un résidu plus ou moins considérable qui s'ajoutait à l'extrait et en diminuait l'activité. On prépare encore aujourd'hui quelques *extraits acétiques* ; mais on emploie comme dissolvant *le vinaigre distillé,* lequel ne laisse pas de résidu à l'évaporation.

Les extraits *aqueux* sont de beaucoup les plus nombreux et les plus importants. On obtient le liquide chargé de principes médicamenteux en traitant la substance végétale, par *macération, infusion, digestion* ou *décoction* et en se conformant aux indications que nous avons données en parlant de ces opérations (Voir vol. I pag. 36 et suivantes). Dans la préparation des extraits il faut obtenir des liquides aussi chargés que possible de principes médicamenteux ; l'évaporation du dissolvant sera moins longue, et les chances d'altération diminuées. Il faut toujours filtrer le liquide avant de commencer à l'évaporer.

*L'alcool* qui sert à la préparation des extraits n'est pas très concentré ; suivant les cas son titre est de 60 à 80 degrés centésimaux. On opère toujours à froid et en vase clos soit par macération soit par déplacement (Voir vol. I page 37)

*L'éther* qui sert à la préparation de quelques extraits est le plus souvent additionné d'alcool afin d'étre un peu moins volatil. On traite les substances par lixiviation dans un appareil fermé ;

2° *Évaporation du dissolvant.* — Pour qu'un extrait soit bien préparé, il faut qu'il donne une solution *limpide* lorsqu'on le dissout dans le véhicule qui a servi à l'obtenir ; en d'autres termes il faut que l'évaporation du véhicule ne donne lieu à aucune altération des substances qu'il tient en dissolution. Toutes les méthodes employées doivent viser ce but.

A ce point de vue, l'obtention des extraits aqueux exige beaucoup de précautions. Si le liquide à évaporer est constitué par un suc (Vol. I page 26) ou a été obtenu par macération il renferme de l'albumine végétale qui sera coagulée, lorsque l'évaporation aura lieu à une température supérieure à 45 degrés environ. Cette albumine en se coagulant entraîne avec elle de la chlorophylle et certains principes actifs ; si au contraire l'évaporation à lieu a une température inférieure au point de coagulation de l'albumine, l'extrait renfermera tous les principes solubles de la plante.

1° *Évaporation à froid* ou à une *basse température.* — On opère soit à air *libre* soit dans *le vide.*

Lorsqu'on opère à air libre on étale *le suc* ou le *macéré*, préalablement filtré, dans des assiettes ou des cuvettes plates en porcelaine ; on les place dans un séchoir ou dans une étuve dont la température ne dépasse pas 40 à 45 degrés (Voir vol. I évaporation page 44). Il est indispensable d'établir dans l'enceinte un courant d'air, afin de renouveler la couche gazeuse en contact avec le liquide, au fur et à mesure qu'elle se sature d'humidité ; il faut, en un mot, réunir toutes les conditions qui favorisent la rapidité de l'évaporation.

Ce mode d'obtention des extraits est toujours très long et parfois le liquide s'altère avant d'avoir atteint le degré de concentration voulu. Aujourd'hui on a renoncé à ce mode d'évaporation et on opère dans le vide ou tout au moins sous une pression très faible ; l'évaporation se fait très rapidement sans que l'on ait à redouter les altérations causées par la chaleur ou le contact de l'air.

On combine souvent l'action du vide avec celle d'une légère élévation de température ne dépassant pas 25 à 30 degrés ; on est ainsi assuré de ne pas coaguler l'albumine végétale. Le nombre des appareils destinés à la préparation des extraits dans le vide est assez considérable, un des plus parfaits est l'appareil Brehier fig. 4. Tantôt on utilise, comme dans les ap-

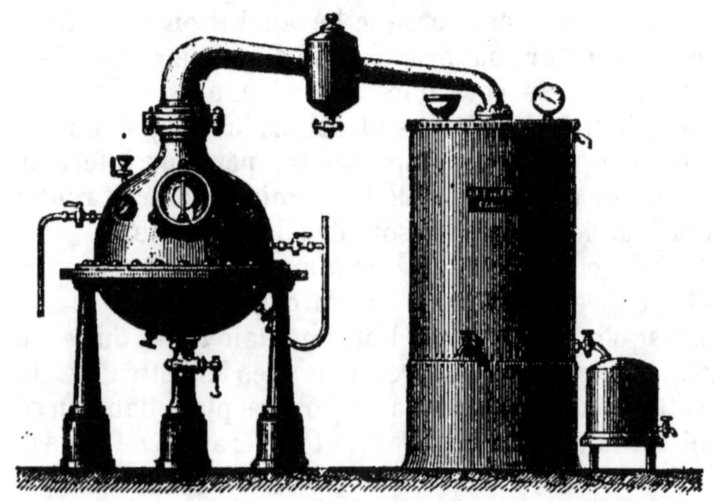

Fig. 4. — Appareil Brehier pour distiller et concentrer dans le vide (préparation des extraits).

pareils Brehier et Grandval, le vide produit par la liquéfaction de la vapeur d'eau dont on a préalablement rempli les appareils ; tantôt on retire l'air au moyen de pompes aspirantes.

Les extraits préparés dans le vide, sont plus actifs que ceux qui sont obtenus par les autres procédés, mais ils présentent l'inconvénient d'être très hygroscopiques, lorsqu'ils sont secs ;

2° *Évaporation à chaud.* — Elle peut être faite soit à *air libre* soit dans le *vide*.

L'évaporation à air libre obtenue en portant le liquide à l'ébullition est assez rapide ; mais elle doit être rejetée car elle donne lieu à une production abondante d'écumes et de matières insolubles (apothème) ; on doit opérer à la chaleur du *bain-marie* ou dans des bassines à double fond chauffées à la vapeur ; dans ces conditions la température du liquide ne dépasse pas 90 à 95 degrés et l'évaporation se fait assez rapidement si l'on prend la précaution d'opérer dans un courant d'air et d'agiter sans cesse.

Lorsqu'on opère dans le vide on chauffe au moyen de la vapeur le réservoir qui renferme le liquide et l'on fait en même temps fonctionner d'une façon continue les pompes qui enlèvent la vapeur à mesure qu'elle se produit. Dans ces conditions l'évaporation est très rapide et l'on obtient des extraits de consistance convenable et dans les meilleures conditions possibles. L'appareil Brehier ci-dessus figuré se prête très bien à cette opération.

L'évaporation des liquides alcooliques, destinés à la préparation des extraits, doit être faite en vase clos. On opère dans un alambic en chauffant au bain-marie. De cette manière on recueille l'alcool. Lorsqu'il est entièrement séparé on démonte l'appareil et on termine l'évaporation du liquide à air libre et au bain-marie.

L'évaporation des liquides éthérés ou éthéro-alcooliques demande de grandes précautions afin d'éviter l'inflammation des vapeurs. On opère en vase clos et on doit chauffer en plongeant simplement le réservoir dans un bac rempli d'eau chaude. Cette opération ne doit être effectuée qu'en plein air.

Telles sont les opérations qui permettent d'obtenir les extraits.

Au point de vue de leur consistance on classe les extraits en trois groupes.

*Extraits mous* que l'on peut facilement diviser, et étaler avec une spatule : ces extraits adhèrent aux doigts et se divisent au mortier sans addition d'eau (belladone digitale).

*Extraits fermes.* La consistance de ces extraits est telle qu'ils n'adhèrent pas aux doigts et qu'on peut leur donner la forme pilulaire sans addition de poudre (opium).

*Extraits secs.* Ces extraits sont cassants à froid et on peut les pulvériser (cachou, ratanhia).

Les extraits, à poids égal, sont d'autant plus actifs qu'ils sont plus fermes puisqu'ils renferment moins d'eau.

Nous allons passer en revue les extraits les plus importants.

## Extraits aqueux.

1° *Extraits préparés avec les sucs.* — On emploie soit le suc *des feuilles et des tiges* soit le suc des *fruits* : dans ce dernier cas les extraits sont désignés sous le nom de *robs.*

Les sucs préparés par contusion et expression (Voir pag. 109 et vol. I page 26) renferment inaltérés tous les principes solubles des plantes et entre autres les principes volatils et les matières albuminoïdes. On laisse déposer et l'on sépare les matières en suspension en passant à travers une chausse. Si l'on évapore à air libre et à froid ou dans le vide avec l'aide d'une température ne dépassant pas 25 à 30 degrés, on obtient un extrait préparé avec le *suc non dépuré;* si au contraire on clarifie le suc en le portant à l'ébullition puis en séparant par le filtre le coagulum formé, on obtient l'extrait préparé avec le *suc dépuré*.

Les extraits préparés avec les *sucs non dépurés* et *évaporés à froid* (méthode de Storck) ne figurent plus au Codex actuel. Cette méthode que l'on appliquait *surtout aux solanées vireuses* donnait des produits assez actifs et très odorants ; mais de composition peu constante à cause de la chlorophylle et de la fécule qu'ils renfermaient.

Les plus connus de ces extraits étaient ceux de *belladone* et de *ciguë*.

*Avec le suc dépuré* : Ces extraits sont préparés avec la plante récoltée au moment de la floraison. On la pile dans un mortier en marbre et on extrait le suc au moyen d'une presse. Ce suc est ensuite chauffé de manière à coaguler l'albumine qui entraîne avec elle la chlorophylle et toutes les matières végétales en suspension. On filtre et on évapore au bain-marie.

On prépare de cette manière les extraits de *belladone, ciguë, jusquiame, laitue vireuse, laitue cultivée, (thridace) muguet, stramonium.*

Les extraits préparés avec le suc des fruits ou *robs* sont peu nombreux ; nous n'avons à citer que ceux de baies de *nerprun* et de *sureau ;*

2° *Extraits aqueux proprement dits.* — Ces extraits sont les plus nombreux. Il n'est pas en effet toujours possible de se procurer des plantes fraîches au moment voulu et d'autre part la plupart des plantes ne sont pas assez succulentes pour fournir du suc par *contusion* et *expression.* Du reste si le traitement de la plante sèche par l'eau est fait avec toutes les précautions que nous avons indiquées et en employant suivant les cas la *macération, infusion, digestion,* ou la *décoction* (Voir vol. I pag. 34 et suivantes) et si la plante a été convenablement desséchée, on reconstitue en quelque sorte le *suc primitif* de la plante.

*Par macération.* — Ces extraits sont ceux qui se rapprochent le plus de ceux qui sont obtenus avec les sucs non dépurés : ils renferment en effet tous les principes solubles des plantes et même les matières albuminoïdes. Si donc il se produit pendant l'évaporation du dissolvant, un léger coagulum, il sera nécessaire de le séparer.

On prépare de cette manière les extraits d'*aunée*, de *chiendent*, *douce-amère*, *gentiane*, etc.

### *Extrait de douce-amère.*

Tiges de douce-amères coupées....  1.000 gr.
Eau distillée froide...............  8.000 —

On laisse d'abord macérer pendant 12 heures en employant seulement 5.000 gr. d'eau ; on passe avec expression puis on fait une seconde macération avec le reste (3.000 gr. de l'eau. On réunit les deux macérés ; on laisse déposer ; on filtre et on évapore au *bain-marie* ; ou mieux en combinant l'action du vide et de la chaleur.

On prépare également par macération l'*extrait d'opium* dont nous parlerons plus tard.

*Par infusion.* — On prépare par infusion les extraits de *feuilles*, *sommités* et *fleurs* d'un très grand nombre de plantes : les plus employés sont ceux d'*absinthe*, d'*aconit*, d'*armoise*, *centaurée*, *chicorée*, *digitale*, *fume-terre*, etc.

Voici le modus operandi.

### *Extrait d'armoise.*

Feuilles sèches d'armoise..........  1.000 gr.
Eau distillée bouillante...........  8.000 —

On réduit les feuilles en poudre grossière et on fait une première infusion de 12 heures avec 6 litres d'eau. On passe avec expression : on laisse déposer et on filtre. Pendant ce temps on fait une seconde infusion avec le reste (2.000 g.) de l'eau ; on soumet à la presse, on filtre et on concentre cette seconde infusion ; on la mélange alors avec la première et on évapore au bain-marie en consistance d'*extrait mou.*

Lorsqu'on prépare des extraits avec des *bois*, cette quantité d'eau serait insuffisante pour épuiser entièrement la substance :

*Extrait de quinquina gris. Extrait mou de quinquina*

<pre>
Quinquina gris officinal en poudre
    grossière........................... 1.000 gr.
Eau distillée bouillante............ 12.000 —
</pre>

On fait une première infusion de 24 heures avec 8.000 gr. d'eau, on passe puis on fait une seconde opération avec le reste de l'eau.

Les deux infusés sont filtrés et concentrés séparément ; on les mélange ensuite et on évapore au bain-marie en consistance d'extrait mou.

*Par décoction.* — On prépare de cette manière l'extrait de *gaïac* : le principe résineux ne pouvant être extrait par *infusion* et *digestion*, même prolongées.

<pre>
Bois de gaïac rapé................. 1.000 gr.
Eau distillée..................... 18.000 —
</pre>

On fait avec la moitié de l'eau une première décoction que l'on prolonge pendant une heure. On passe et l'on soumet le marc à une seconde décoction semblable à la première. On réunit les décoctés, et on les décante après 12 heures de repos. On évapore au bain-marie et lorsque l'extrait est devenu mou on y ajoute environ le huitième de son poids d'alcool à 80° de manière à lui donner du *lian!* et à empêcher qu'il ne devienne granuleux. On termine ensuite l'opération.

## Extraits alcooliques.

Ces extraits (qui le plus souvent existent aussi sous forme aqueuse) sont obtenus en employant comme dissolvant l'alcool à 60 et quelquefois à 80 degrés centésimaux. On opère sur les plantes sèches et principalement sur celles qui sont riches en principes *alcaloïdiques*, *résineux* ou *essentiels*.

L'obtention du liquide a lieu par *macération* et *lixiviation*, quelquefois par *digestion*. Les extraits *alcooliques* sont généralement plus actifs que les extraits *aqueux* et on ne doit jamais les substituer les uns aux autres. Les extraits alcooliques renferment des principes insolubles ou peu solubles dans l'eau ; il en résulte qu'ils ne donnent pas des solutés transparents lorsqu'on les dissout dans ce liquide, aussi les préparations *magistrales* effectuées avec ces extraits sont plus ou moins troubles. Les extraits hydro-alcooliques ou plus exactement les *extraits alcooliques*[1] *repris par l'eau* ne présentent pas cet inconvénient, mais peut-être au détriment de leur activité.

*Par lixiviation.* — Les proportions adoptées par le codex sont les suivantes : *une* partie de substance sèche pour *six* parties d'alcool à 60°.

On prépare de cette manière les extraits alcooliques de *racines, écorces, bois, feuilles* et *sommités fleuries* des plantes suivantes :

*Aconit* (racines) *coca, digitale, ipécacuanha, poly-*

---

1. L'extrait hydro-alcoolique est obtenu en dissolvant l'extrait alcoolique dans quantité suffisante d'eau distillée. On *filtre* le liquide pour séparer les matières insolubles et on évapore de nouveau en consistance d'extrait.

*gala*, *quinquinas* (gris, jaune et rouge) *salsepareille*, *valériane*, *etc*.

Voici comment on opère :

### *Extrait alcoolique d'ipécacuanha.*

Racine d'ipéca en poudre demi-fine  1.000 gr.
Alcool à 60°.......................  6.000 —

On place la poudre dans un appareil à déplacement muni d'un robinet, et l'on verse assez d'alcool pour l'imbiber complètement ; on ferme l'appareil et on laisse en contact pendant 12 heures. On ouvre alors le robinet et on épuise la poudre avec le reste de l'alcool. On distille ensuite pour recueillir cet alcool et on évapore au bain-marie en consistance d'*extrait mou*.

*Par macération*. — Certaines substances telles que les *cantharides*, le *colombo*, le *lactucarium*, les *capsules de pavot blanc*, le *safran*, les squames *de scille* doivent être traitées par *macération*.

Citons comme exemple la préparation de l'*extrait de colombo*.

Colombo grossièrement pulvérisé..  1.000 gr.
Alcool à 60°.......................  8.000 —

On fait macérer pendant 8 jours en vase clos avec 6000 d'alcool. On passe avec expression et on filtre. On verse alors sur le marc le reste (2000) de l'alcool et on exprime de nouveau après trois jours de *macération*. Les liquides alcooliques sont réunis, *filtrés* et *distillés* pour en retirer l'alcool ; on termine l'opération au bain-marie et on évapore en consistance d'*extrait mou*.

On emploie l'alcool à 80° pour la préparation de l'extrait de noix vomique.

```
Noix vomique rapée...............  1.000 gr.
Alcool à 80°.....................  8.000  —
```

On fait une première macération de *trois jours* avec la substance et 6000 gr. d'alcool. On passe avec expression ; et on traite le marc avec le reste de l'alcool ; on termine ensuite l'opération comme précédemment.

*Extraits hydro-alcooliques.* — On prépare de la manière suivante :

### Extrait de quinquina jaune.

```
Quinquina Calissaya en poudre demi-
  fine.........................  1.000 gr.
Alcool à 60°....................  6.000  —
Eau distillée froide............  1.000  —
```

On traite le quinquina avec l'alcool par déplacement ; on distille et on verse ensuite 1000 gr. d'eau distillée froide sur le résidu de la distillation également refroidi. Après 12 heures de contact et d'agitation fréquente, on filtre et on évapore au bain-marie en consistance d'extrait ferme.

Nous venons de voir que l'on reprend les extraits alcooliques par l'eau afin de les obtenir entièrement solubles dans ce véhicule. On fait quelquefois l'opération inverse : par exemple dans la préparation de l'extrait de seigle ergoté.

### Extrait de seigle ergoté ou ergotine.

```
Ergot de seigle broyé au moulin..  1.000 gr.
Eau distillée...................  5.000  —
```

On place la poudre dans un appareil à déplacement et on la laisse 12 heures en contact avec 2000 gr. d'eau : on fait alors écouler le liquide et on le chauffe au bain-marie pour obtenir un coagulum que l'on sépare par filtration. Pendant ce temps on épuise le marc avec le reste de l'eau, on évapore jusqu'à consistance sirupeuse le liquide obtenu ; on réunit alors les deux macérés dans un grand flacon et on y verse assez d'alcool à 90° pour que le mélange perde sa transparence ; en agitant bien les parties insolubles s'attachent aux parois du flacon ; on décante et on évapore en consistance d'extrait mou.

*Par digestion.* — On prépare par ce procédé les extraits de semences de *ciguë, colchique, jusquiame, stramoine* et celui de racines de *belladone.*

    Semences de ciguë pulvérisées..... 1.000 gr.
    Alcool à 60°...................... 6.000 —

On fait digérer en vase clos et à une douce chaleur pendant quelques heures avec la moitié de l'alcool ; on passe avec expression et on soumet le marc à une seconde digestion avec le reste de l'alcool.

On réunit les liqueurs, on retire l'alcool par distillation et on concentre au bain-marie. Après refroidissement on fait dissoudre l'extrait dans quatre fois son poids d'eau distillée froide ; on filtre et on évapore en consistance d'extrait *ferme.*

On obtient ainsi un extrait alcoolique *repris par l'eau* et donnant par suite des solutions limpides.

*L'extrait de fèves de Calabar* se prépare également par digestion ; mais avec de l'alcool à 80°.

## Extraits éthérés.

Ce groupe d'extraits est peu nombreux, il est constitué par les extraits de *fougère mâle,* de *cantharides* et de *semen-contra.*

### *Extrait éthéré de cantharides.*

    Cantharides en poudre grossière... 1.000 gr.
    Ether rectifié du commerce D = 0,758  2.000 —

On opère par déplacement et on filtre également en vase clos ; on distille pour retirer et recueillir l'éther, puis on termine en chauffant légèrement au bain-marie.

L'*extrait de garou* est un extrait *éthéro-alcoolique* que l'on prépare de la manière suivante :

```
Ecorce de garou finement contusée.  1.000 gr.
Alcool à 80°......................    7.00  —
Ether rectifié du commerce D = 0,758  1.000  —
```

On épuise d'abord le garou par déplacement au moyen de l'alcool et on fait un extrait alcoolique mou que l'on introduit dans un flacon avec l'éther ; on laisse en contact pendant 24 heures en agitant fréquemment ; on décante, et on évapore ensuite l'éther de manière à obtenir un résidu ayant la consistance d'*extrait mou*.

## Posologie des extraits.

Les extraits constituent une des formes pharmaceutiques des plus *actives* et des plus *employées*. Ils représentent, sous une *forme soluble* et la plus *réduite possible*, les principes actifs des plantes. Leur conservation est toujours assurée et pour ainsi dire indéfinie. Ils peuvent être introduits dans toutes les préparations pharmaceutiques. Il n'y a que les extraits *secs préparés dans le vide* qui ne peuvent faire partie d'une poudre composée parce qu'ils attirent trop facilement l'humidité.

*N. B.* — Lorsqu'il existe à la fois un extrait aqueux et un extrait alcoolique de la même plante, en cas de non indication le pharmacien doit délivrer l'extrait aqueux.

Nous devons en terminant, attirer l'attention du praticien sur les extraits suivants :

*Extraits d'aconit.* — Deux préparations sont inscrites au Codex.

1° *Extrait aqueux de feuilles d'aconit* : dose 0 gr. 05 à 0,25 centig. ;

2° *Extrait alcoolique de racines d'aconit* : dose 0 gr. 01 à 0,03 centig.

La différence d'activité de ces deux extraits comme du reste celle de toutes les préparations de *feuilles* et de *racines* d'aconit est très grande. Le rapport d'activité peut être évalué à *un dixième*, c'est-à-dire qu'il est à peu près égal à celui de la *morphine*, à *l'opium*. L'extrait *de racines d'aconit* demande donc à être manié avec prudence.

*Extraits de belladone*. — Le Codex de 1884 ne mentionne que deux extraits de belladone.

1° Celui qui est obtenu avec le *suc dépuré par la chaleur* et évaporé en consistance d'*extrait mou*. Mais le plus souvent cet extrait est préparé par infusion avec les feuilles sèches. La posologie est de 0 gr. 02 à 0,15 centigrammes par 24 heures. L'extrait avec fécule ou extrait avec le suc non épuré (méthode de Storck) est supprimé ;

2° L'extrait *alcoolique* de *racines* de belladone, repris par l'eau et évaporé en consistance d'extrait ferme est beaucoup plus actif : dose 0 gr. 01 à 0,10 centig.

*Extraits de ciguë*. — Le Codex mentionne les mêmes préparations que pour la belladone :

1° L'*extrait de suc de ciguë* obtenu avec le suc dépuré par la chaleur et évaporé en consistance d'extrait mou : dose 0 gr. 05 à 0 gr. 25 centig.

L'extrait avec le suc non épuré (méthode de Storck) était beaucoup plus actif : dose 0 gr. 03 à 0,15 centig. ;

2° L'*extrait alcoolique* est préparé avec les *semences* de ciguë : c'est un extrait ferme, plus actif que l'extrait aqueux : dose 0 gr. 03 à 0, 15 centig.

*Extraits de digitale* :

1° *Extrait aqueux* préparé par infusion avec les

feuilles sèches et évaporé en consistance d'extrait mou :
dose 0,05 à 0,25 centig. ;

2° *Extrait alcoolique* obtenu avec les feuilles sèches
et l'alcool à 60°. Cet extrait qui est mou, comme le précédent, est plus actif : dose 0,03 à 0,20.

*Extrait d'opium.* — Il n'existe qu'un seul extrait
obtenu par macération de l'opium brut dans l'eau distillée et évaporé en consistance pilulaire (ferme). Le
rendement est d'environ 45 pour 100 et comme l'opium
officinal doit renfermer au minimum de 10 pour 100
de morphine ; il en résulte que l'extrait contient sensiblement 1/5e de son poids de morphine.

On l'administre à la dose de 0 gr. 01 à 0 gr. 10 cent.

*Extraits de quinquina.* — Le Codex mentionne *sept*
extraits de quinquina.

EXTRAITS ALCOOLIQUES. 1° de quinquina  gris.
          2°        —      jaune.
          3°        —      rouge.

On les obtient par déplacement avec l'alcool à 60°
et, après distillation, on évapore en consistance
d'*extrait mou.*

Posologie 1 à 4 grammes.

Ces extraits ne donnent pas avec l'eau une solution *limpide.*

EXTRAITS HYDRO-ALCOOLIQUES. 4° de quinquina jaune
                  5° de      —      rouge

Ces extraits sont préparés par déplacement avec
l'alcool à 60° et le résidu repris à froid par l'eau distillée ; après séparation par le filtre du précipité
formé, le liquide est évaporé en consistance d'*extrait
ferme.* Ces extraits sont entièrement solubles dans
l'eau et donnent des *solutions limpides.*

EXTRAIT AQUEUX. 6° aqueux mou.

Cet extrait est le plus employé ; il est obtenu avec le quinquina gris et désigné habituellement sous le nom d'*extrait mou de quinquina*. On l'obtient en faisant deux infusions successives dans l'eau bouillante et on évapore, au bain-marie, en consistance d'extrait mou. Cet extrait, dissous dans l'eau, donne des solutions tantôt *troubles* tantôt *limpides*. Cette différence provient du procédé employé pour l'évaporation. Le Codex la fait faire à air libre et au bain-marie et très souvent on la pratique dans le vide et à l'abri de l'air.

D'autre part, le Codex ne spécifie pas si l'on doit laisser refroidir *entièrement* les infusions avant de les filtrer et de les évaporer. Dans le premier cas, l'extrait obtenu donne des solutions limpides.

Posologie, 2 à 6 grammes en 24 heures.

EXTRAIT AQUEUX. 7° aqueux sec.

On le prépare en dissolvant l'extrait précédent dans la plus petite quantité d'eau possible ; on étale sur des assiettes la solution sirupeuse qui en résulte et on fait sécher à l'étuve. On obtient ainsi un extrait sec, sous forme d'écailles qui attirent facilement l'humidité. Cet extrait est à peu près inusité aujourd'hui.

### *Extraits fluides.*

Ces extraits, empruntés à la pharmacopée américaine, commencent à être employés chez nous. Ils ne sont pas inscrits au Codex. Ces préparations sont liquides ; leur véhicule est constitué soit par de *l'alcool*, soit le plus souvent par un *mélange d'alcool et de glycérine*.

Ils sont dosés de manière à représenter exactement *poids pour poids* la substance qui sert à les préparer.

On les obtient en traitant par déplacement 1000

grammes de substance grossièrement pulvérisée ; le véhicule employé est un mélange de :

Alcool à 90°........................ 75) gr.
Glycérine........................... 250 —

On laisse en contact pendant 48 heures, puis on fait écouler le liquide que l'on conserve à part. On déplace alors avec quantité suffisante d'un mélange d'alcool (3 parties) et d'eau (1 partie) pour épuiser la poudre. Ce dernier liquide est alors évaporé en consistance sirupeuse et mélangé ensuite à l'alcool glycériné que l'on a retiré en premier lieu. On doit obtenir un poids total égal à 1000 grammes et on ajoute au besoin quantité suffisante de l'alcool réduit employé pour le second déplacement.

Le dosage de ces extraits est rigoureux et leur variation d'activité ne peut dépendre que de celle de la substance qui a servi à les préparer.

Nous terminons ce chapitre par un tableau indiquant le rapport pondéral d'un extrait à la substance qui a servi à le préparer et ferons connaître en même temps la posologie.

Nous adoptons comme unité dix centigrammes d'extrait.

| Dix centigrammes d'extrait de | Correspondent à substance | Posologie en 24 h. |
|---|---|---|
| Absinthe | 0.454 | 0,25 à 2 gr. |
| Aconit (feuilles) | 0.454 | 0,05 à 0,25 |
| — (racines) | 0.833 | 0,01 à 0,03 |
| Belladone (feuilles) | 0.500 | 0,02 à 0,15 |
| — (semences) alcoolique | 1.508 | 0,01 à 0,10 |
| Centaurée | 0.400 | 0,50 à 4,00 |
| Chicorée | 0.400 | 1 à 4 |
| Ciguë (feuilles) | 0.238 | 0 05 à 0,25 |
| — (semences) | 1.100 | 0,03 à 0.15 |
| Colchique (bulles) | 0.526 | 0,05 à 0.20 |
| — (semences) | 1.003 | 0,02 à 0,10 |

| | | | |
|---|---|---|---|
| Colombo........................ | 0.625 | 0,20 à 1,00 | |
| Cubèbes (éthéré)................ | 0.666 | 1 à 4 | |
| Digitale (aqueux)............... | 0.333 | 0,05 à 0,25 | |
| — (alcoolique)............... | 0.263 | 0,03 à 0,20 | |
| Douce-amère.................... | 0.666 | 1 à 4 | |
| Ergot (aqueux).................. | 0.714 | 0,50 à 4 | |
| — hydro alcoolique (ergotine).. | 1.000 | 0,50 à 4 | |
| Fèves St-Ignace................. | 0.278 | 0,02 à 0,15 | |
| Fougère-mâle (éthéré)........... | 1.667 | 2 à 8 | |
| Fumeterre...................... | 0.500 | 1 à 4 | |
| Gayac.......................... | 0.500 | 1 à 5 | |
| Gentiane....................... | 0.500 | 1 à 4 | |
| Houblon........................ | 0.454 | 1 à 4 | |
| Ipécacuanha.................... | 0.869 | 0,05 à 0,20 | |
| Jusquiame (aqueux).... ......... | 0.454 | 0,05 a 0,30 | |
| — alcoolique (semences). .... | 0.625 | 0,05 à 0,15 | |
| Laitue (suc) thridace........... | 5.714 | 0,20 à 2 | |
| Nerprun (suc).................. | 1.429 | (en sir.) 10 à 50 | |
| Noix vomique.................. | 1.000 | 0,02 à 0,15 | |
| Noyer.......................... | 0.400 | 1 à 4 | |
| Opium......................... | 0.222 | 0,01 à 0,10 | |
| Oranges amères................ | 0.400 | 0,50 à 2 | |
| Orme pyramidal................ | 0.883 | 0,50 à 2 | |
| Pavots......................... | 0.666 | 0,10 à 0,40 | |
| Pensées sauvages............... | 0.454 | 0,50 à 2 | |
| Quassia........................ | 1.111 | 0,20 à 0,50 | |
| Quinquina gris (aqueux)........ | 0.500 | 1 à 6 | |
| — (hydro-alcoolique). | 0.588 | 1 à 4 | |
| Quinquina jaune (aqueux)....... | 0.625 | 1 à 2 | |
| — (hydro-alcoolique). | 0.500 | 1 à 2 | |
| Quinquina rouge (aqueux)....... | 0.555 | 1 à 2 | |
| — (hydro-alcoolique). | 0.500 | 1 à 2 | |
| Ratanhia ...................... | 0.666 | 0,50 à 4 | |
| Rhubarbe...................... | 0.250 | 0,10 à 0,50 | |
| Safran ........................ | 0.200 | 0.10 à 1 | |
| Salsepareille................... | 0.714 | 1 à 5 | |
| Saponaire...................... | 0.263 | 1 à 5 | |
| Séné .......................... | 0.400 | 0,50 à 4 | |
| Stramonium aqueux............ | 0.400 | 0,02 à 0,20 | |
| — alcoolique (semences). | 0.400 | 0,01 à 0,10 | |
| Valériane...................... | 0.500 | 1 à 10 | |

# CHAPITRE VII

## PASTILLES ET TABLETTES

Les pastilles et les tablettes sont des médicaments solides qui ont pour excipient le sucre agglutiné soit à l'aide de la chaleur (pastilles) soit au moyen d'un mucilage (tablettes) et pour base une ou plusieurs substances médicamenteuses solubles ou non dans l'eau. Dans le langage ordinaire on confond les deux préparations sous le nom de *pastilles*.

*Pastilles proprement dites*. — Dans les pastilles, le sucre, préalablement mélangé au principe actif, est agglutiné à l'aide de la chaleur seule. Le sucre qui sert à la fabrication des pastilles doit être *granulé* (Voir tamisage vol. I p, 19). On le mélange avec le principe actif (huile essentielle, poudre médicamenteuse, extrait etc.) et on en forme une pâte épaisse avec quantité suffisante d'eau simple ou d'eau aromatique. Cette pâte est placée dans un petit poêlon en cuivre ou en argent dont le bec allongé et partant du fond est placé à gauche du manche de façon à se trouver en avant de l'opérateur lorsqu'il tiendra le poêlon de la main gauche. On chauffe alors de façon à fluidifier suffisamment la pâte pour qu'on puisse la faire tomber sous forme de grosses gouttes sur une plaque de fer blanc légèrement huilée. Chaque goutte en tombant s'aplatit : prend et conserve après refroidissement une forme *hémisphérique*. Si dans la composition de la pastille il entre des poudres insolubles on les mélange avec le sucre ; s'il s'agit de substances solubles on les dissout dans l'eau qui sert à confectionner la pâte.

Ces pastilles qu'on désigne sous le nom de *pastilles à la goutte* sont surtout préparées par les confiseurs. En pharmacie on ne confectionne que les *pastilles de menthe à la goutte* d'après la formule suivante.

    Huile volatile de menthe............    5 gr.
    Sucre granulé.....................  1.000 —
    Eau............................. ∴  125 —

Si l'on veut faire préparer avec cette formule des pastilles médicamenteuses il faut avoir soin de ne pas introduire une trop grande quantité de poudres insolubles et éviter les *acides* ou *sels acides* qui intervertiraient le sucre et empêcheraient par suite la cristallisation et la solidification de la pastille.

*Pastilles de chocolat.* — Nous ferons connaître plus loin leur mode de préparation.

*Tablettes.* — Les tablettes constituent une forme pharmaceutique fréquemment employée ; ainsi que je l'ai dit on les désigne presque toujours sous le nom de *pastilles* ; mais on n'ajoute pas « *à la goutte* » pour les différencier des précédentes. Dans la tablette, le sucre est aggluriné au moyen d'un mucilage et la tablette est découpée à l'emporte-pièce.

Nous avons déjà parlé des *mucilages* et de leur préparation (Vol. I page 139).

Pour confectionner les tablettes on se sert soit de mucilage de gomme arabique, soit de celui de gomme adragante, seulement il est nécessaire de développer le mucilage avec une quantité d'eau plus grande, surtout pour la gomme adragante : on emploie 9 parties d'eau pour une de gomme. Le mucilage de gomme arabique donne des tablettes légèrement translucides ; avec le second, elles sont opaques.

Quelquefois au lieu de se servir du mucilage préparé comme nous avons indiqué, on se sert de gomme (arabique et surtout adragante) en poudre, que l'on mélange avec une petite quantité de sucre et on développe ce mucilage au moment même de faire la pâte. Le sucre doit être *finement pulvérisé* et non granulé.

*Préparation des tablettes.* — On se sert presque toujours du mucilage de gomme adragante dont la proportion varie suivant la nature des tablettes. On le prépare en mettant la gomme adragante en contact avec 9 fois son poids d'eau et après 24 heures on passe à travers un linge et on bat au mortier de manière à obtenir une pâte homogène. La proportion de mucilage au dixième ainsi préparé, varie de 100 à 150 grammes par kilogramme de sucre, suivant la nature des substances que l'on doit incorporer : le charbon qui rend la pâte très cassante nécessite le maximum de mucilage.

Le mucilage étant bien homogène on y introduit peu à peu le sucre pulvérisé et mélangé aux substances médicamenteuses, et on aromatise la pâte ainsi obtenue. Lorsqu'elle a acquis une consistance convenable on la retire du mortier et on la porte sur une table de marbre, saupoudrée d'un mélange d'amidon et de sucre pour prévenir l'adhérence de la pâte, puis on étale cette dernière au moyen d'un rouleau. Pour obtenir une plaque d'épaisseur uniforme on interpose entre le rouleau et la table de marbre deux règles sur lesquelles on appuie le rouleau et qui limitent l'épaisseur maximum de la pâte. On découpe alors les tablettes au moyen d'un emporte-pièce, *rond ou ovale*, mais toujours légèrement évasé afin qu'on puisse en retirer

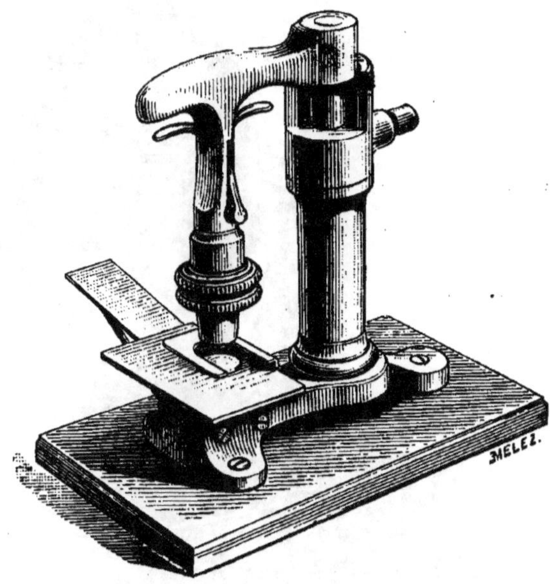

Fig. 5. — Pastilleuse Nègre à 1 timbre.

facilement les tablettes. On les étale sur des feuilles de papier placées sur des claies et on fait sécher d'abord à air libre puis dans une étuve légèrement chauffée.

Avant de couper les tablettes on peut avec un timbre sec, inscrire sur chacune le nom du médicament qu'elle renferme. Cette opération peut être faite au moyen de la petite machine fig. 5. Les tablettes préparées en grand sont du reste confectionnées la plupart du temps au moyen de machines spéciales qui *laminent la pâte et découpent les tablettes* en même temps qu'elles les *impriment sur les deux faces* fig. 6. Quel-

quefois au lieu de détacher les tablettes à l'emporte-
pièce, on coupe la pâte en petits losanges ou en car-
rés au moyen d'une règle et d'un couteau.

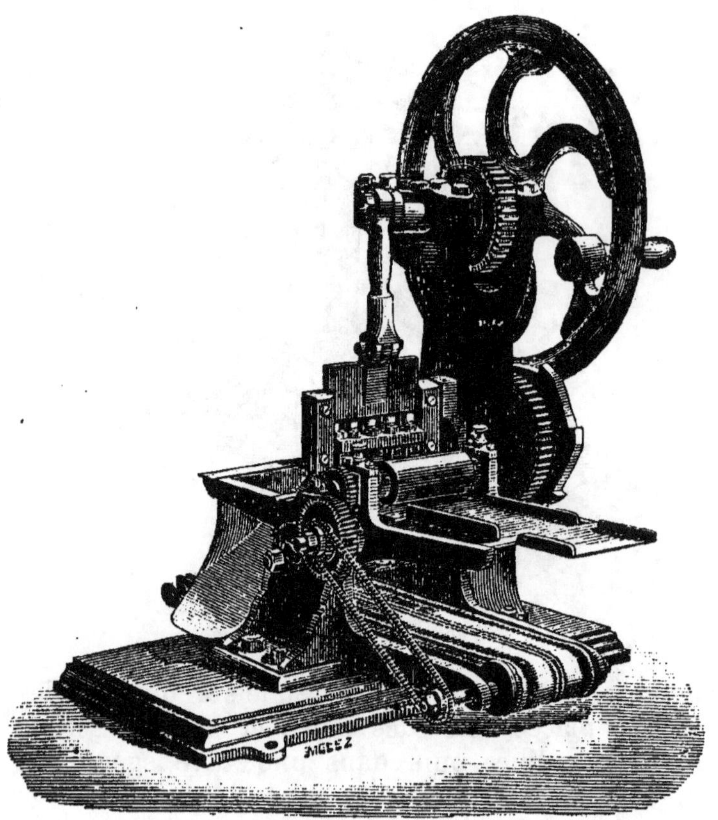

Fig. 6. — Pastilleuse Nègre à 4 timbres.

Le Code x fait colorer avec du carmin les tablettes de
calomel afin qu'on puisse facilement les distinguer des
autres. Les préparations des tablettes ne variant pas
beaucoup nous ne citerons qu'un seul exemple.

### *Tablettes de bi-carbonate de soude.*

### (Pastilles dè Vichy.)

| | |
|---|---|
| Bi-carbonate de soude pulv........ | 25 gr. |
| Sucre pulvérisé.................... | 925 — |
| Mucilage de gomme adragante à 1/10e. | 90 — |

Faites des tablettes du poids de *un* gramme dont chacune renfermera 0 g. 025 de bi-carbonate de soude.

On aromatise les tablettes de la manière suivante :
Pour 1.000 grammes de pâte on ajoute :

| | |
|---|---|
| Essence d'Anis.................... | 1 gr. |
| — de zeste de citron........ | 1 — |
| — de Menthe............... | 1 — |
| Teinture de Vanille.............. | 10 — |

Lorsqu'on aromatise avec une eau distillée (fleurs d'oranger, de roses, digesté de tolu) on l'emploie pour développer le mucilage.

Presque toutes les tablettes et pastilles constituent des préparations officinales : voici l'énumération des plus employées avec l'indication du poids du principe actif qu'elle renferment.

Chaque tablette pèse un gramme.

| Noms | quantité de principe actif. |
|---|---|
| Baume de tolu.................... | » |
| Bi-carbonate de soude (sel de Vichy). | 0 gr. 025 |
| Borate de soude.................. | 0 10 |
| Cachou.......................... | 0 10 |
| Calomel (*roses*)................ | 0 05 |
| Carbonate de magnésie........... | 0 20 |
| Charbon......................... | 0 50 |
| Chlorate de potasse............. | 0 10 |
| Gomme........................... | 0 10 |
| Guimauve........................ | 0 10 |
| Ipécacuanha..................... | 0 01 |

| Noms | quantité de principe actif. |
|---|---|
| Kermès | 0 gr. 01 |
| Lactate de fer | 0    05 |
| Manne | 0    :0 |
| Menthe (anglaises) | 0    01 |
| Santonine | 0    01 |
| Soufre | 0    10 |
| Sous-nitrate de bismuth | 0    10 |

Lorsque le médecin voudra prescrire des tablettes comme préparation magistrale, il devra simplement indiquer le *poids* des tablettes, la *quantité de principe actif* qu'elles doivent renfermer et comment on doit les *aromatiser* ; il laissera au pharmacien le soin de déterminer la proportion de mucilage à employer ; cette proportion étant assez variable, ainsi que je l'ai indiqué.

Les tablettes et les pastilles ne doivent renfermer que des substances de saveur agréable ; les pastilles fondent rapidement dans la bouche ; il n'en est pas de même des tablettes : on ne doit du reste pas les croquer et il faut les laisser séjourner dans la bouche de manière à ce que le médicament qu'elles renferment se dissolve lentement dans la salive et exerce le plus longtemps possible une action locale. Sous l'influence de la mastication il se produit du reste une sécrétion de salive qui concourt à l'action digestive de certaines tablettes.

Le séjour dans la bouche n'offre aucun avantage pour les tablettes *vermifuges* ou *purgatives*, le patient peut donc les croquer et les avaler de suite.

# CHAPITRE VIII



Les diverses formes pharmaceutiques que nous avons réunies dans ce chapitre ont pour but de faire absorber facilement au malade, *les poudres, extraits* et même les *liquides médicamenteux*.

Les *pilules, bols* et *granules* sont constitués par des poudres médicamenteuses agglutinées au moyen d'un excipient qui leur donne une consistance telle qu'on peut facilement les diviser et les rouler en petites sphères qui conservent leur forme et ne s'aplatissent pas sous leur propre poids. L'excipient employé peut être inerte ou constituer lui-même le principe actif de la préparation.

Les *bols, pilules* et *granules* ne diffèrent entre eux que par leur *volume* et leur *consistance*.

Les *bols* sont assez volumineux. Leur poids varie de 0,50 à 4 grammes et leur consistance est assez molle pour que le malade puisse au besoin les aplatir et même les diviser afin de les absorber plus facilement.

Les *pilules* sont plus petites, leur poids varie de 0,05 à 40 centig. Leur consistance est assez ferme pour qu'elles ne se déforment pas.

Les *granules* sont des pilules très petites pesant de 0, gr. 03 à 0,05. Ils ont habituellement pour excipient le sucre de lait agglutiné au moyen d'un mucilage et pour base des substances très actives tels que les *alcaloïdes*.

## Pilules.

Les pilules constituent une des formes pharmaceutiques les plus employées, et sont aussi souvent des préparations *officinales* que *magistrales*. Leur composition est aussi variée que possible, elles peuvent renfermer les substances les plus diverses, même des liquides s'employant à faibles doses, tels que les *huiles essentielles* et l'*huile de croton*.

*Préparation des pilules*. — Très peu de médicaments peuvent être convertis directement en pilules, je ne puis citer que les extraits qui ont été évaporés en consistance *ferme* dite *pilulaire*, par exemple l'*extrait d'opium* et quelques substances solides, telles que la *térébenthine cuite*, qui se ramollissent sous l'influence d'une légère élévation de température.

Dans tous les autres cas, les substances sont *trop fermes, trop friables* ou *trop molles*; il faut les associer à un excipient convenable. Ces excipients sont nombreux et leur choix judicieux est très important pour la bonne confection des pilules. Il faut en effet que les pilules soient assez fermes pour conserver leur forme et ne pas adhérer entre elles; d'autre part il ne faut pas qu'elles soient trop dures et traversent l'estomac sans se dissoudre.

On divise les excipients en deux groupes :

1° Ceux qui doivent donner aux matières molles (extraits) une consistance convenable ;

2° Ceux qui, au contraire, sont destinés à agglutner les substances sèches et friables telles que les poudres végétales et autres.

Ces excipients peuvent être choisis parmi les substances inertes, ou, au contraire, possèdent eux-mêmes certaines propriétés médicamenteuses ; dans ce dernier cas il faut *fixer leur poids*, sauf à laisser au pharmacien la latitude d'ajouter un autre excipient inerte pour donner aux pilules la consistance convenable.

On devra toujours choisir les excipients de nature telle qu'ils accroissent le moins possible le volume des pilules :

1° Les excipients destinés à durcir les substances molles sont le plus souvent choisis parmi les poudres *végétales*. Ce sont en effet celles qui absorbent le plus facilement l'humidité de la masse pilulaire tout en lui conservant un *liant* convenable.

Les plus employés sont les poudres de *guimauve et de réglisse* et ensuite le *sucre de lait* : ce dernier est surtout réservé pour la préparation des *granules*.

Lorsqu'il s'agit de convertir un extrait en pilules, un excellent moyen consiste à employer comme excipient la poudre de même nature, ce qui permet en même temps d'accroître l'énergie de la préparation. La poudre de quinquina servira par exemple à durcir l'extrait de cette substance ; on peut associer la poudre à l'extrait de belladone pour préparer des pilules.

D'une manière générale, un *extrait mou* absorbe la moitié de son poids d'une poudre végétale pour acquérir la consistance pilulaire ; quelques substances nécessitent un excipient spécial, par exemple les pilules d'huile de croton sont confectionnées avec de la *mie de pain ;*

2° Les excipients destinés à donner du *liant* aux substances sèches sont beaucoup plus variés. On emploie les *mucilages*, le *miel*, les *sirops*, les *extraits*, les *conserves*, le *savon*.

Ces divers excipients présentent des avantages et des inconvénients que nous allons faire connaître.

Mucilages. — On emploie le plus souvent celui de *gomme arabique*, il présente l'avantage de ne pas accroître le volume des pilules et est surtout précieux pour agglutiner les poudres *minérales* qui sont beaucoup plus difficiles à lier que les autres. Les pilules préparées avec ce mucilage présentent l'inconvénient de *durcir assez promptement*; on y remédie en ajoutant à la masse quelques gouttes de *glycérine*.

Sirops. — On emploie le sirop de *sucre* et surtout celui de *gomme arabique*; ces excipients sont très convenables pour les poudres végétales qui s'agglutinent facilement.

Conserves. — Les conserves de *roses* et de *cynorrhodons* constituent un excellent excipient : elles donnent des pilules qui se désagrégent facilement dans l'estomac, mais ces pilules restent molles et sont toujours assez volumineuses.

Le Miel non *grenu* et assez liquide constitue un assez bon excipient : mais les pilules restent encore plus molles qu'avec les conserves et il n'est guère possible de les argenter ; la *mélisse* remplace le miel avec avantage.

Les extraits constituent les meilleurs excipients. On peut toujours avec un extrait transformer en pilules une poudre composée quelconque. Les extraits *inertes* les plus employés sont ceux de *chien lent*, de *pissenlit* (*taraxacum*).

Ils donnent beaucoup de liant à la masse pilulaire et ne présentent par eux-mêmes ni *odeur*, ni *saveur* marquées. Les extraits de *gentiane* et de *quinquina gris* constituent d'excellents excipients, mais d'un emploi moins général, car ils ne sont pas dépourvus de *saveur* ni de propriétés *thérapeutiques*.

En outre des excipients généraux dont nous venons de parler, il en existe d'autres dont l'emploi est spécial. Par exemple le *savon amygdalin* servira à agglutiner *les résines* et les *gommes-resines* : il constitue un très bon excipient pour la *créosote ;* la poudre de *guimauve* permet de solidifier la solution de *perchlorure de fer ;* le *phosphate de chaux* durcit *l'onguent mercuriel.*

*Préparation des pilules.* — Les substances qui entrent dans la composition des pilules doivent tout d'abord être finement pulvérisées; on les mélange ensuite de façon à en faire une poudre composée, à laquelle on ajoute l'excipient et que l'on *piste* au mortier jusqu'à ce qu'elle soit bien liée et tout à fait homogène ; on le vérifie lorsqu'en la brisant on constate qu'elle présente dans tous ses points une coloration uniforme.

On obtient ainsi ce que l'on appelle une *masse pilulaire.*

Cette masse aura la consistance convenable pour être divisée en pilules lorsqu'en la triturant en rond avec le pilon, elle se détachera du mortier et se réunira d'elle-même en boule. On peut alors procéder à la division en pilules. On se sert pour cette opération d'un instrument spécial connu sous le nom de pilulier [1].

On commence par recouvrir la planchette du pilu-

---

1. Le pilulier se compose d'une planchette en bois dur portant, encastrée vers son tiers antérieur, une plaque métallique dans laquelle sont creusées un certain nombre de cannelures longitudinales (un multiple de 5 ou de 6) une boîte fait suite à cette plaque et termine la planchette ; elle est destinée à recevoir les pilules. La partie mobile du pilulier, *le couteau,* est constituée par une autre planchette de bois, assez étroite et terminée par deux poignées qui servent à la manœuvrer. Ce couteau porte sur une de ses faces une plaque métallique garnie de rainures de même dimension et en même nombre que celles de la plaque du pilulier, de telle sorte qu'elles se

lier avec une petite quantité de poudre de lycopode ou
de réglisse destinée à empêcher l'adhérence de la
masse pilulaire que l'on dépose dessus et à laquelle
on imprime avec la main un mouvement de va-et-
vient qui lui donne grossièrement la forme d'un cy-

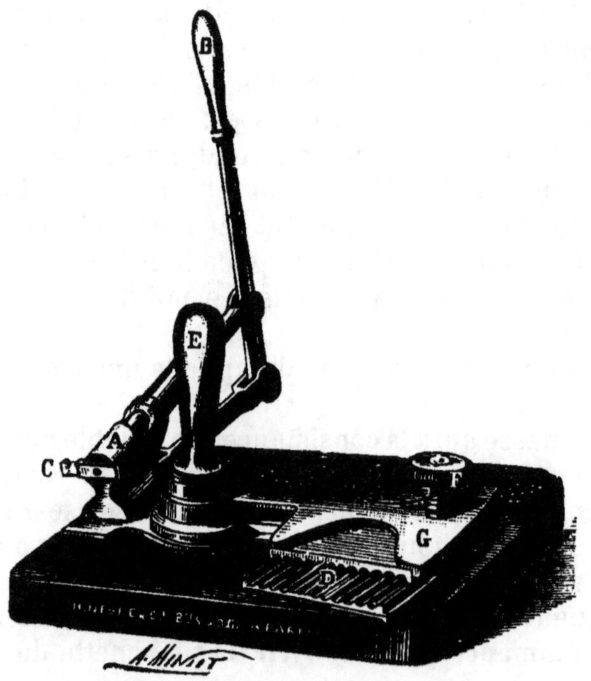

Fig. 7. — Pilultier automatique.

lindre que l'on égalise ensuite avec le dos du couteau. A mesure que le diamètre de ce cylindre dimi-
nue, sa longueur s'accroît et finit par être suffisante
pour fournir le nombre de pilules voulu. A ce mo-

correspondent exactement et que les arêtes tranchantes de ces
cannelures sont en contact lorsqu'on pose le couteau sur le
pilulier. Des guides placés latéralement empêchent tout déplacement. — Il existe aujourd'hui des instruments plus perfectionnés par exemple celui figuré ci-contre (fig. 7).

ment on le place en travers des cannelures de la plaque fixe du pilulier ; on retourne le couteau et on l'applique du côté des cannelures en lui imprimant un mouvement de va-et-vient, et en exerçant une pression suffisante qui a pour effet de diviser la masse pilulaire en autant de petites sphères qu'il y a de cannelures sous elle. Les pilules ainsi divisées ne sont pas encore terminées : il faut les arrondir complètement et faire disparaître la trace des pôles. Pour cela on peut les prendre une à une et les rouler successivement entre le pouce et l'index, ou bien les arrondir toutes ensemble en les roulant sur le *disque*. Cet instrument est constitué par un plateau de bois dur, muni d'un rebord. On place les pilules au milieu de ce disque et on les recouvre avec un autre plateau semblable mais beaucoup plus petit, et auquel on imprime un mouvement de rotation en même temps qu'on presse légèrement. Sous l'influence combinée de ces deux mouvements les pilules s'arrondissent toutes ensemble et d'une manière uniforme.

Les pilules ainsi préparées doivent présenter une consistance convenable, c'est-à-dire qu'elles ne doivent ni adhérer entre elles, ni se déformer par leur propre poids.

On peut les délivrer au malade en les plaçant dans une boîte contenant soit de la poudre de *lycopode*, soit de la *poudre de réglisse*, ou bien encore un mélange d'*amidon* et de *sucre pulvérisé*. Mais le plus souvent, afin de diminuer la répugnance instinctive qu'éprouvent les malades pour tout ce qui est médicament, on recouvre les pilules d'une légère couche d'argent ou de gélatine, ou d'un vernis à base de baume de tolu.

Pour argenter les pilules, on commence par humidifier légèrement leur surface en les agitant dans une boîte avec quelques gouttes d'eau ou d'une solution très légère de gomme arabique; puis on les place dans une sphère creuse en bois contenant des feuilles d'argent battu et à laquelle on imprime un mouvement de rotation, qui détermine l'adhérence des feuilles d'argent à la surface des pilules et que l'on continue jusqu'à ce qu'elles aient acquis un brillant convenable par suite de leur frottement entre elles et contre les parois de la boîte.

N. B. — Il ne faut pas faire argenter des pilules contenant des substances capables d'altérer la couche d'argent, par exemple des *sulfures alcalins*, du *soufre*, de *l'iode*, des *sels d'argent* ou de *mercure, etc.*, des *chlorures* et *bromures métalliques*.

On peut aussi *toluiser* les pilules, c'est-à-dire les recouvrir d'une couche de vernis à base de baume de tolu dissous dans l'éther; le vernis est ainsi composé :

```
Baume de tolu sec...................   1 gr.
Sandaraque..........................   2  — 50
Ether.............. ...................  25  —
```

On place les pilules dans une capsule de porcelaine et on les arrose avec une très petite quantité de ce vernis, on agite de manière à bien les imbiber; puis au moment où, par suite de l'évaporation de l'éther, les pilules commencent à adhérer entre elles, on les projette vivement sur une plaque de fer blanc munie de rebords et à laquelle on communique un léger mouvement de va-et-vient. A mesure que le vernis se dessèche les pilules se détachent d'elles-mêmes.

*Gélatiniser* les pilules, c'est les recouvrir d'une légère couche de gélatine . On fait fondre parties égales de belle gélatine (grénétine) et de pâte de jujube dans 4 ou 5 fois leur poids d'eau, et on place la solution dans un bain-marie afin qu'elle reste liquide; les pilules, fixées à l'extrémité d'une longue épingle, sont plongées une à une dans ce bain et en sortent couvertes d'une légère couche de gélatine dont on hâte la solidification en agitant quelques instants la pilule dans l'air ; on fixe alors l'épingle dans une plaque de liège en y enfonçant l'extrémité libre. Lorsque la couche de gélatine est tout à fait refroidie, on détache la pilule de l'épingle en lui imprimant un léger mouvement de rotation, puis on comble le petit trou produit par l'épingle en chauffant légèrement de manière à déterminer la fusion de la gélatine en cet endroit.

On peut aussi *dragéifier* les pilules c'est-à-dire les recouvrir d'une couche de sucre ; mais cette opération, qui ne peut être **pratiquée** que si l'on opère sur une grande quantité de pilules (plusieurs kilogrammes), est plutôt industrielle que pharmaceutique, nous ne pouvons donc la décrire ici.

Les pilules constituent une des formes pharmaceutiques les plus commodes et les plus employées ; elles se prêtent à un dosage rigoureux et permettent de masquer la saveur et l'odeur des médicaments. Presque toutes les substances sont susceptibles d'être transformées en pilules ; leur conservation est indéfinie. A côté de ces avantages, la forme pilulaire présente cependant quelques inconvénients ; beaucoup de malades ne peuvent parvenir à les ingurgiter ; si elles sont trop dures ou trop anciennes il peut arriver qu'elles ne se désagrègent que très lentement ou même pas du tout dans l'estomac : l'absorption et par suite l'action du médicament se trouve retardée ; il est donc indispensable que, dans certains cas urgents, le médecin recommande de faire des pilules *molles*.

Il y a deux manières de formuler les pilules :

1° Enumérer les diverses substances qui doivent entrer dans leur composition, fixer leur poids et indiquer en combien de pilules la masse devra être divisée.

### *Pilules antinévralgiques* (Trousseau).

Extrait de stramonium....... 0 gr. 50 centig.
—        d'opium...... .... 0 — 50   —
Oxyde de zinc.............. 8 — 00   —

pour 50 pilules.

Cette manière de formuler est bonne ; mais elle présente un petit inconvénient : c'est que le médecin peut souvent ne pas se rendre compte de la quantité de principes actifs contenus dans chaque pilule et par suite hésiter sur le nombre de pilules à faire ingérer soit à la fois, soit dans les 24 heures ;

2° Il est préférable de formuler en indiquant la composition d'*une* pilule et d'indiquer combien il faut en préparer de semblables.

### *Pilules de proto-iodure de mercure* (Ricord).

Proto-iodure de mercure..... 0 gr. 05 centig.
Extrait de cigüe............ 0 — 10   —
Thridace.................... 0 — 05   —
Poudre de réglisse Q. S......

pour *une* pilule.
faites n° 30 semblables.

Il existe une autre manière de formuler, très défectueuse et que nous ne signalons que pour engager à l'éviter ; elle consiste à inscrire *le nom* et *la quantité* de la substance ; mais en fixant *le poids* de la pilule au lieu *du nombre*.

### *Pilules anti-goutteuses.*

Extrait de coloquinte composé........ 20 gr.
—     de colchique................. 20  —
—     d'opium........... ......... 1  —

faites des pilules pesant chacune 0 gr. 15 centigrammes.

Si les quantités prescrites sont, après mélange, capables de fournir une masse pilulaire de consistance convenable, il suffit de diviser *le poids* de cette masse par le poids *de la pilule* pour obtenir le *nombre*. Dans l'exemple présent on aurait :

41 gr. : 0 gr. 15 = 273 plus une fraction

La division exacte est rarement possible ; mais cela n'est qu'un petit inconvénient. Presque toujours, pour ne pas dire toujours, la formule ne peut donner une masse pilulaire convenable, il faut y ajouter un excipient. Dans l'exemple que nous avons pris il faut associer aux extraits encore 20 grammes de poudre inerte pour obtenir la consistance voulue ; la masse pèse donc beaucoup plus, soit 61 grammes, et en cherchant le nombre de pilules à faire on trouvera :

61 gr. : 0 gr. 15 = 406 plus une fraction

Ces dernières pilules seront bien moins riches en principes actifs.

D'autre part si l'on veut ne tenir compte que du poids des substances actives (41 gr.) et qu'on divise la masse en 273 pilules ; chaque pilule pèsera 0 gr. 223 au lieu de 0 gr. 15. Lorsqu'il s'agit de substances très actives, le pharmacien hésite, ou la préparation peut être exécutée de deux manières différentes par deux praticiens. Cette manière de formuler est donc essentiellement défectueuse.

*Mode d'administration.* — Quelques malades, avons-nous dit, ne peuvent réussir à avaler des *pilules*, cela tient uniquement à ce qu'ils s'y prennent autrement que s'il s'agissait d'absorber un aliment. Tel malade qui ingurgite 25 ou 30 petits pois baignés dans la sauce n'avalera pas une pilule. Il ne réussirait pas mieux avec les petits pois s'il les prenait un par un et voulait les avaler isolément. Le meilleur moyen d'absorber les pilules consiste donc à les placer toutes ensemble dans une cuillère remplie d'eau et à avaler d'un seul coup ; il faut agir de même s'il n'y a *qu'une seule* pilule à prendre ; ou bien on peut la déposer sur la langue et avaler une gorgée d'eau pour l'entraîner.

## Bols.

Nous avons indiqué (page 66) en quoi les *bols* diffèrent des *pilules* ; la masse qui sert à les confectionner doit être assez molle et leur poids varie de 0,50 à 4 grammes. On divise les bols, on leur donne une forme aussi régulière que possible en les roulant entre les doigts et on les conserve plongés dans la poudre de réglisse ou de lycopode ; mais ils se déforment toujours. Le malade les absorbe tels quels ou bien les divise lui-même en plusieurs fragments ; on gélatinise quelquefois les bols, mais cette opération réussit mal à cause de leur grosseur ; il est préférable de les envelopper dans du pain azyme [1].

## Granules.

Les granules dont nous avons donné la définition (page 67) constituent presque toujours des préparations officinales. La quantité de principe actif qu'ils renferment a été fixée par le Codex à *un milligramme.* C'est donc en se conformant à ce dosage que le pharmacien doit les préparer et les délivrer en cas de non indication.

Voici du reste la formule officielle :

*Granules d'acide arsénieux. — (Granules de Dioscoride).*

| | | |
|---|---|---|
| Acide arsénieux porphyrisé.. | 0 gr. 10 centig. | |
| Sucre de lait pulvérisé....... | 4 — | — |
| Gomme arabique pulvérisée.. | 1 — | — |
| Mellite simple Q. S.......... | | |

pour 100 granules argentés.

1. Quelques malades emploient le papier à cigarette.

Chaque granule pèse *cinq centigrammes* et renferme *un milligramme* de principe actif. On *prépare de même*, ajoute le Codex *tous les autres granules avec différentes substances actives* : ATROPINE, DIGITALINE, STRYCHNINE *etc.* dont la *dose pour chaque granule* POURRA VARIER SUIVANT LES INDICATIONS DU MÉDECIN.

Nous avons transcrit à dessein le texte officiel ; il en résulte que les granules, en tant que préparation officinale, celle que le pharmacien *doit délivrer en cas de non indication*, renferment *un milligramme* de principe actif. Il est bien entendu que sur prescription spéciale le médecin peut modifier ce dosage à son gré.

Or en conservant ce dosage emprunté au Codex précédent, les auteurs du Codex actuel ont fait une grosse faute, susceptible d'entraîner les accidents les plus graves et souvent mortels lorsqu'il s'agit de deux substances très actives la *digitaline* et l'*aconitine*.

Le dosage des granules de *digitaline* et d'*aconitine* à un milligramme, adopté par le Codex de 1866, n'était pas trop élevé parce que à cette époque on ne se servait que de *digitaline* et d'*aconitine amorphes*. Le Codex de 1884 mentionne la *digitaline amorphe*, la *digitaline cristallisée* et seulement l'*aconitine cristallisée* tout en conservant le dosage à *un milligramme*.

*Deux digitalines* sont inscrites au Codex et le livre officiel ajoute qu'en cas de *non indication* le pharmacien devra toujours employer la *digitaline amorphe* ; il établit donc un correctif, il est malheureusement de peu d'importance ainsi que nous le verrons plus loin.

Si l'on compare l'activité de la *digitaline cristallisée* du Codex de 1884 à celle de la *digitaline amorphe* du Codex de 1866, on trouve que les granules préparés avec la première ne devraient renfermer que 1/4 de milligramme de produit cristallisé. D'autre part la *digitaline* amorphe *du Codex* de 1884 qui est *entièrement soluble dans le chloroforme* est infiniment plus active que celle du Codex de 1866 ou digitaline de Homolle et Quevenne. En effet la digitaline amorphe du Codex de 1884, lorsqu'elle est bien préparée et entièrement soluble dans le chloroforme, renferme près de 9/10e de son poids de *digitaline cristallisée* ; il en résulte que l'activité des deux substances est à peu près la même et par suite que le dosage des granules à un milligramme est trop élevé dans les deux cas.

Voici le mode de dosage qui devrait être adopté par les praticiens : ils devront toujours formuler.

*Digitaline (amorphe) du Codex de* 1866 : Digitaline de Homolle et Quevenne.

Dosage des granules à un milligramme :

Dose de *un* à *cinq* milligrammes, soit 1 à 5 granules par jour.

*Digitaline amorphe, chloroformique* du Codex de 1884.

Granules dosées à 1/4 de millig

Dose, un *demi* à un *milligramme et demi* soit 2 à 6 granules par jour.

*Digitaline cristallisée.* (Nativelle).

Granules dosées à 1/4 de milligramme.

Dose de *un quart* de millig. à *un* milligramme, soit 1 à 4 granules par jour.

Pour cette dernière substance, la Société de pharmacie a même proposé d'abaisser le dosage à un *dixième de milligramme* par granule.

Pour l'*aconitine cristallisée* la posologie établie par le Codex de 1884 est *absolument dangereuse et expose à des accidents mortels.*

Le nouveau Codex n'inscrit en effet que l'*aconitine cristallisée* qui doit remplacer l'aconitine amorphe du Codex de 1866, tout en conservant pour les granules le dosage de cette dernière.

Légalement le pharmacien ne doit pas avoir dans son officine d'autre aconitine que l'*aconitine cristallisée* et les granules qu'il confectionne comme préparation officinale et qu'il doit délivrer en *cas de non indication de la part du médecin* doivent renfermer *un milligramme d'aconitine cristallisée* ; il en résulte que si le médecin, habitué au dosage de l'ancien Codex, prescrit 2 à 3 de ces granules il s'expose, je dirai fatalement à des accidents très graves et le plus souvent mortels. L'aconitine cristallisée est en effet tellement dangereuse qu'on a vu survenir des accidents redoutables et parfois mortels à la suite de l'ingestion de 1/2 milligramme et même une fois de 1/4 de milligramme de cette substance : aussi la Société de pharmacie de Paris a émis le vœu que les granules fussent dosées à un *dixième de milligramme*.

L'aconitine cristallisée est un médicament que le médecin ne doit jamais prescrire s'il ne lui est pas possible de surveiller le malade et de voir l'effet produit par l'ingestion des premiers granules, *quel qu'en soit le dosage*. Du reste, en présence de la terrible activité de cette substance et de l'action thérapeutique fort problématique qu'elle possède on se demande pourquoi on continue à l'employer.

### Cachets médicamenteux.

Les *pilules* et les *bols* constituent un mode facile d'administration des poudres médicamenteuses; mais ce n'est pas le seul. Souvent la dose de substance à ingérer est assez considérable pour qu'on ne puisse la transformer en pilules ou en bols. Dans ce cas on l'enferme dans du pain azyme et le malade peut faire lui-même cette petite manipulation (Voir poudre, page 103). Mais il est préférable que le médecin fasse délivrer les prises enfermées dans des petits pains azymes qu'on désigne sous le nom de *cachets*.

Les feuilles de pain azyme destinées à confectionner les cachets sont constituées par une rondelle plate sur les bords et plus ou moins déprimée au centre. Après avoir versé la poudre dans la cavité formée par

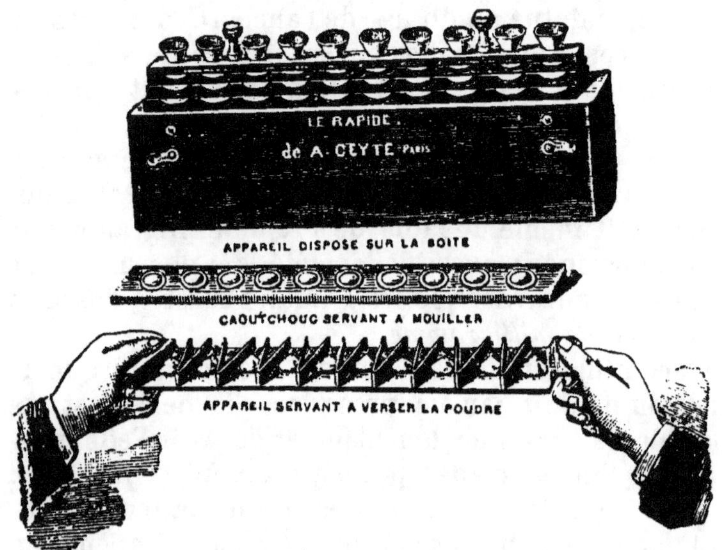


Fig. 8. — Cacheteur A. Ceyte.

cette dépression, on recouvre avec une autre rondelle exactement semblable et dont les bords ont été très

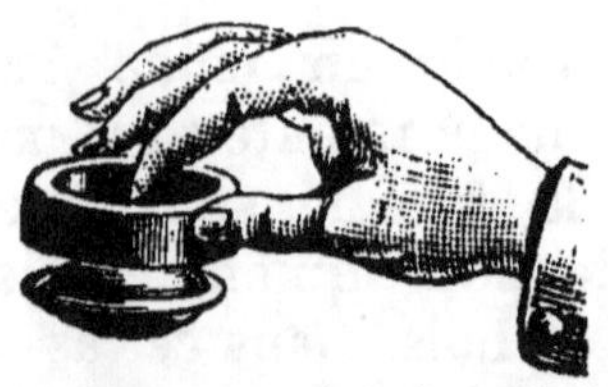

Anneau pour saisir le cachet.

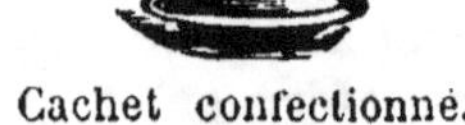

Cachet confectionné.

légèrement humectés avec de l'eau. Au moyen d'un appareil spécial on exerce une légère pression qui a pour effet de souder les deux rondelles ensemble : on obtient ainsi le *cachet*. La disposition de ces appareils est assez variée, et leur nombre assez grand. Un des plus pratiques et des plus ingénieux est celui de M. A. Ceyte fig. 8. Cet appareil permet d'opérer la confection des cachets avec une grande rapidité.

La division de la poudre en dix parties égales (c'est ce nombre de cachets que l'on confectionne en une seule opération) peut être faite d'une manière rigoureuse. En outre on peut, avec cet appareil comprimer légèrement la poudre de manière à réduire autant que possible le volume du cachet.

## Capsules et perles.

Toutes les formes pharmaceutiques dont nous venons de parler ne sont applicables qu'à des médicaments *solides* ; les *capsules* et les *perles* sont destinées à renfermer des *liquides*. Elles sont constituées par des enveloppes minces, de forme *ovalaire* ou *sphérique*, confectionnées avec une composition élastique à base de *gélatine*. Il faut que cette composition soit soluble dans l'eau afin que les capsules puissent se dissoudre dans l'estomac, et d'autre part qu'elle ne soit pas attaquée par le liquide qu'elle renferme.

Le Codex recommande le mélange suivant:

| | |
|---|---|
| Gélatine incolore (Grénétine).......... | 25 gr. |
| Glycérine................. ............. | 10 — |
| Sucre................. ............. | 8 — |
| Eau......... ..................... | 45 -— |

On fait dissoudre et on maintient ce mélange au bain-marie. Pour confectionner les capsules on immerge dedans de petites olives en fer étamé, soudées à l'extrémité d'une tige longue et mince et qu'on a soin d'huiler lé-

gèrement. Un certain nombre de ces olives sont fixées
sur le même support ; on les plonge dans la solution
de gélatine, on les retire au bout de quelques instants
et on agite pour hâter le refroidissement ; on porte
alors dans une étuve légèrement chauffée et on y laisse
séjourner jusqu'à dessiccation complète de l'enveloppe
que l'on retire par un mouvement de traction brusque ; l'élasticité de l'enveloppe permet d'effectuer cet
arrachement sans déchirure. Pour remplir les capsules on verse par l'orifice que la tige du moule a laissé
libre le liquide que l'on veut capsuler. Cette introduction est faite au moyen d'une burette à pointe effilée ou mieux au moyen d'un appareil à pression analogue à un irrigateur et chauffé au bain-marie de manière à donner plus de fluidité au liquide qu'il
renferme. On ferme ensuite l'orifice de chaque capsule au moyen d'une goutte de solution gélatineuse.

Les *capsules olivaires* ainsi préparées renferment des
*huile*, des *térébenthines*, des *essences*, des *baumes* ;
leur poids est d'environ *un* gramme dont un *tiers* à peu
près est constitué par le médicament.

Les *capsulines* sont plus petites : elle ne pèsent que
0 g. 50 et ne renferment en moyenne que 0 g. 15 de
substance active.

La consistance des *capsules* ou *capsulines* est assez
variable ; elle peut être *ferme* ou au contraire assez
*molle* pour se déformer par une légère pression :
l'enveloppe ne se dissout que lentement et le malade
n'a pas à craindre que le liquide contenu ne se ré-
pande dans la bouche.

Les *perles* sont constituées par de petites capsules
sphériques d'un diamètre de 6 à 7 millimètres et renferment soit des *liquides volatils* soit des *poudres mé li-
camenteuses*. La composition de l'enveloppe est la
même que celle des capsules, mais le mode d'obten-

tion est tout autre. On commence par préparer avec la gélatine des plaques très minces que l'on soude deux par deux de manière à constituer un sac dans lequel

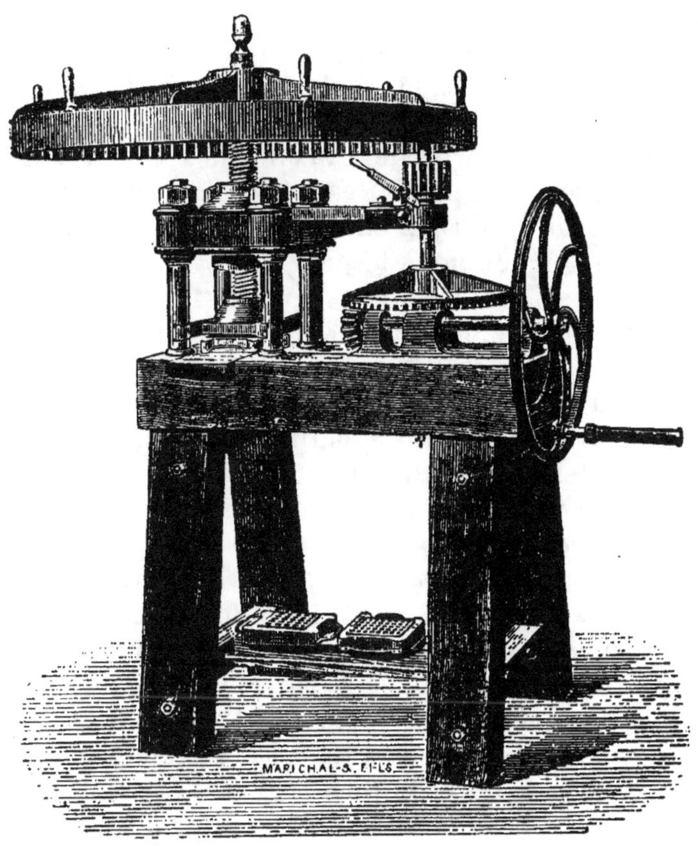

Fig. 9. — Presse à fabriquer les perles.

on introduit le liquide et que l'on ferme ensuite. Ce sac est placé dans une presse spéciale fig. 9 entre deux disques d'acier percés de trous qui se correspondent exactement. On exerce une pression ménagée qui a pour effet de rapprocher ces deux plaques. Chaque perle se forme par la hernie de l'enveloppe de gélatine qui pénètre dans les trous ; elle se trouve isolée, remplie de liquide et les bords soudés lorsque les deux plaques d'acier sont arrivées au contact l'une de l'autre.

Suivant leur grosseur les perles pèsent de 0 g. 30 c. 0 g. 40 centigrammes et renferment de 2 à 3 gouttes de liquide.

On peut par ce procédé capsuler des poudres médicamenteuses : La poudre est étalée en couche mince et d'épaisseur uniforme, entre les deux feuilles de gélatine que l'on soumet à la presse.

Chaque perle renferme environ 0 g. 10 cent. de poudre. Cette poudre peut être soluble ou non dans l'eau.

*Capsules molles élastiques.* — Toutes les capsules et perles ont un inconvénient commun, c'est qu'elles ne renferment qu'une petite quantité de médicament, et qu'il faut dès lors en absorber un grand nombre pour représenter une dose médicamenteuse d'*huile de ricin*, de *foie de morue*, etc.

Depuis quelques années on prépare de grosses capsules *molles* et *flexibles* dont l'enveloppe gélatineuse est *très mince*. Elles sont assez élastiques pour se déformer par leur propre poids et l'enveloppe est assez résistante pour ne pas se déchirer. Leur ingestion est donc facile. Elles contiennent de 1 à 4 grammes de liquide. Ces capsules constituent un réel progrès pharmaceutique ; elles renferment de *l'huile de ricin*, de *l'huile de foie de morue*, du *baume de copahu*, etc.

# CHAPITRE IX

## POTIONS ET SOLUTIONS

Les Potions sont des préparations *magistrales*, liquides, destinées à être administrées par cuillerées. Les éléments qui entrent dans la composition d'une potion peuvent être assez nombreux ; mais ils ne sont jamais inférieurs à trois.

### Potion.

| | |
|---|---|
| La *base*. | Extrait d'opium. |
| Le *véhicule* ou *excipient*. | Eau distillée de tilleul. |
| Le *correctif* ou *adjuvant*. | Sirop de fleurs d'oranger. |

La *potion* renferme toujours un élément sucré, c'est ce qui la différencie de la solution qui représente la forme pharmaceutique liquide la plus simple.

### Solution.

| | |
|---|---|
| *Base*. | Iodure de Potassium. |
| *Véhicule* ou *excipient*. | Eau distillée. |

On divise les *potions* en trois groupes :
1° L s *Juleps* ou *potions transparentes* qui ne renfer-

ment que des substances miscibles entre elles (*sels chimiques, extraits, sirops, eaux distillées, mucilages*);

2° *Les potions proprement dites* qui renferment des *substances insolubles* tenues en suspension à l'aide d'un *mucilage* : le véhicule peut être constitué par une infusion ou décoction médicamenteuse ;

3° Les *Loochs*, potions *non transparentes* dont le véhicule est constitué par une *émulsion* et dont le type est le Looch blanc ou le Looch huileux. (Voir page 36).

Le Codex, conformément, du reste à la pratique, confond les potions et les juleps; nous ferons de même et passerons en revue les principaux types en indiquant le *modus operandi*.

La potion comprend au minimum trois éléments.

La *base* ou *principe actif*. Extrait de quinquina.                    4 gr.
Le *véhicule* ou *excipient*. Eau distillée.                            100 —
Le *correctif*.                 Sirop d'écorce d'oranges amères 30 —

Chacun de ces éléments peut être constitué par plusieurs substances qui concourent à accroître l'énergie de la préparation.

*Potion fébrifuge.*

| | | | | |
|---|---|---|---|---|
| Base. | { Extrait de quinquina.............. | 4 gr. | | |
| | { Sulfate de quinine................ | 0 | -- 50 cent. | |
| Véhicule | { Eau distillée de tilleul...... | 50 — | — | |
| | { — de melisse ..... | 50 — | — | |
| Adjuvant et | { Sirop de quinquina........... | 20 — | — | |
| correctif | { Sirop d'écorce d'oranges amères. | 20 — | — | |

La préparation des potions ne présente aucune difficulté.

1° Si les divers éléments sont liquides, on opère par simple mélange.

### *Julep ou potion calmante.*

| | |
|---|---|
| Sirop thébaïque...................... | 20 gr. |
| Sirop de fleurs d'oranger............ | 30 — |
| Eau distillée de tilleul.............. | 110 - |

Si la formule comporte un *extrait* ou un *sel* on en opère la dissolution dans le véhicule, en employant le mortier si cela est nécessaire ; on filtre la solution et on termine par simple mélange.

### *Potion diurétique.*

| | | |
|---|---|---|
| Extrait de digitale........ | 0 gr. 10 centig. | |
| Azotate de potasse........ | 4 — | — |
| Sirop de pointes d'asperges | 40 | — |
| Infusion de pariétaire..... | 150 — | — |

On fait dissoudre l'extrait et le sel dans l'infusion ; on filtre et on ajoute le sirop. Le véhicule peut être constitué (comme dans l'exemple précité) par une infusion ou une décoction. Pour les faire on se conforme aux règles que nous avons indiquées plus haut (Voir vol. I, page 38) seulement la proportion de substance à employer est plus considérable que celle pour les tisanes.

Pour les *fleurs*, la proportion est de 2 pour 100 ; pour les *écorces, bois et racines*, elle est de 4 pour 100 ; on laisse en contact 1/4 d'heure seulement.

Lorsque la potion renferme des éléments volatils tels que chloroforme, éther, etc., on les ajoute lorsque la préparation est terminée, et s'il entre une infusion on attend que le mélange soit entièrement refroidi.

### *Potion antispasmodique.*

| | |
|---|---|
| Sirop de fleurs d'oranger............. | 30 gr. |
| Infusion de fleurs de tilleul.......... | 120 — |
| Liqueur d'Hoffmann................... | 4 — |
| Ethérolé de valériane................ | 2 — |

On prépare l'infusion, on filtre et on ajoute le sirop; après refroidissement complet, on mélange la liqueur d'Hoffmann et l'éthérolé de valériane. Il faut tenir le flacon bien bouché et agiter au moment d'en faire usage.

La potion peut renfermer des éléments qui, tout en étant liquides, sont insolubles les uns dans les autres et qui, par suite de leur mélange, donnent lieu à la formation de précipités. C'est ce qui arrive lorsqu'on associe à des liquides aqueux des teintures alcooliques chargées de substances résineuses. Il faut alors faire le mélange de la teinture avec précaution et opérer au besoin dans un mortier de manière à éviter la formation de grumeaux; on facilite la suspension au moyen d'un véhicule légèrement visqueux.

### *Potion antispasmodique.*

| | |
|---|---|
| Teinture de castoréum............... | 4 gr. |
| Sirop de gomme.................... | 30 — |
| Eau distillée de valériane.......... | 125 — |

On pèse *la teinture* avec *le sirop* : le mélange s'effectue bien, puis on ajoute l'eau distillée par petite quantité à la fois et en agitant avec soin.

Si la potion renferme une *huile essentielle* qui est toujours insoluble, il faut la diviser avec un intermède.

| | |
|---|---|
| Salicylate de soude............... | 6 gr. |
| Huile essentielle de menthe...... | III gouttes |
| Sirop thébaïque.................. | 30 gr. |
| Eau distillée de tilleul........... | 120 — |

On triture dans un mortier l'essence avec un petit morceau de sucre; on ajoute le sirop, puis l'eau distillée de tilleul dans laquelle on a préalablement fait dissoudre le salicylate de soude.

Lorsque la proportion de liquide insoluble que l'on doit mélanger est assez considérable, il faut avoir recours à un dissolvant qui sert d'intermédiaire. C'est ainsi qu'on emploie l'alcool pour faciliter la division et la suspension des oléo-résines ou des baumes naturels liquides.

### Potion balsamique de Chopart.

| | | |
|---|---|---|
| Baume de copahu................... | 50 | gr. |
| Alcool à 80⁰......................... | 50 | — |
| Sirop de baume de tolu............. | 50 | — |
| Eau distillée de menthe poivrée..... | 100 | — |
| Acide nitrique alcoolisé............. | 5 | — |

On pèse dans le flacon même l'alcool et l'acide nitrique alcoolisé ; on ajoute le baume et on mélange bien ; on verse alors le sirop et on agite énergiquement, puis on ajoute en dernier lieu l'eau distillée. On obtient ainsi une *fausse émulsion*.

Lorsque la potion renferme des substances insolubles, il faut les réduire en poudre impalpable en les triturant dans un mortier et on facilite leur suspension en introduisant dans le véhicule une substance mucilagineuse qui en augmente la viscosité.

### Potion kermétisée.

| | | | |
|---|---|---|---|
| Kermès minéral................ | 0 | gr. | 15. |
| Poudre de gomme arabique...... | 5 | — | |
| Sirop de baume de tolu......... | 30 | — | |
| Infusé d'hysope................ | 120 | — | |

On triture le kermès avec un petit *morceau de sucre;* on ajoute la poudre de gomme et on délaye avec soin; on verse alors le sirop et en dernier lieu l'infusion d'hysope.

Très souvent, au lieu de formuler entièrement une potion, on emploie des types connus sous le nom de *julep gommeux* et *julep simple*; il suffit alors d'indiquer le nom du principe actif et de fixer son poids. On écrit par exemple.

```
Kermès minéral........              0 gr. 10.
Potion ou julep gommeux.  no  1  ou 150  —
```

Voici la composition de ces véhicules à formule invariable :

### *Potion* ou *Julep simple* du Codex.

```
Sirop simple.......................     30 gr.
Eau distillée de fleurs d'oranger.....   20  —
Eau..............................      100  —
```

*Le julep* ou *potion gommeuse* est beaucoup plus employé, il renferme en effet une quantité de gomme suffisante pour lui donner une consistance visqueuse qui lui permet de maintenir en suspension les poudres insolubles. Voici sa composition :

```
Poudre de gomme arabique..........     10 gr.
Sirop simple.......................     30  —
Eau distillée de fleurs d'oranger.....   10  —
Eau..............................      100  —
```

On mélange au mortier la gomme avec le sirop puis on ajoute l'eau.

La préparation ainsi obtenue est *trouble*. Le plus souvent on prépare à l'avance une *solution gommeuse concentrée et sucrée* qu'il suffit d'étendre d'eau au moment du besoin.

```
Gomme arabique entière...........     110 gr.
Eau distillée de fleurs d'oranger.....  200  —
Sirop de gomme...................     400  —
```

50 grammes de cette solution mélangés à 100 grammes d'eau fournissent une potion gommeuse de 150 grammes. Cette potion est *transparente*.

## Loochs.

Les loochs sont des potions dont le véhicule est constitué par une *émulsion naturelle* ou *artificielle*. Nous en avons déjà parlé aux *émulsions* (Voir page 36). Nous nous contenterons de rappeler ici que deux loochs sont inscrits au Codex.

Le *looch blanc* ou *potion émul·ive gommée*. émulsion *naturelle* obtenue avec les amandes.

Le *looch huileux* ou *potion émulsive huileuse*, émulsion *artificielle* d'huile d'amandes au moyen de la *gomme arabique*.

Ces deux loochs ne doivent jamais être substitués l'un à l'autre ; ils ne possèdent par eux-mêmes aucune propriété thérapeutique  et ne sont employés que comme excipients, sauf dans la médecine des enfants.

Lorsqu'on prescrit le *looch blanc* il faut bien veiller aux incompatibles.

On prépare parfois des *potions émulsives huileuses* avec des huiles médicamenteuses, par exemple, l'*huile phosphorée*.

### Potion phosphorée.

| | |
|---|---|
| Huile phosphorée à 1/1000............ | 10 gr. |
| Huile d'amandes douces.......... ... | 5 — |
| Poudre de gomme arabique......... | 15 — |
| Sirop de gomme.................... | 30 — |
| Eau distillée de fleurs d'oranger..... | 15 — |
| Eau............................ | 100 - |

On peut également prendre le looch huileux comme véhicule pour l'administration des huiles essentielles.

### Potion emménagogue.

| | |
|---|---|
| Huile essentielle de rue........ | V gouttes. |
| — — — sabine..... | V |
| Looch huileux................ | n° 1 |

On fait dissoudre les essences dans l'huile qui sert à préparer l'émulsion.

## Solutions et solutés.

Les *solutions ou solutés* ne sont autre chose que des *eaux médicinales simples* (Voir page 16) elles en diffèrent parce qu'elles constituent le plus souvent des préparations très actives qui se donnent *par cuillerées* ou *par gouttes*, et qu'elles sont aussi bien destinées à l'usage externe qu'à l'usage interne. La *solution* est surtout une préparation *magistrale*, le mot *soluté* indique plutôt une *préparation officinale*.

La formule des solutions est toujours très simple : le plus souvent elle ne comprend que deux éléments.

Nous allons nous occuper d'abord des *solutés* qu'on désigne parfois sous le nom de *liqueurs*.

*Soluté d'arséniate de soude : Liqueur arsénicale de l'eurson.*

| | |
|---|---|
| Arséniate de soude cristallisé........ | 1 gr. |
| Eau distillée....................... | 600 — |

XII gouttes de cette liqueur renferment *un* milligramme d'arséniate de soude.

*Soluté d'arsénite de potasse. Liqueur de Fowler.*

| | |
|---|---|
| Acide arsénieux..................... | 1 gr. |
| Carbonate de potasse pur............ | 1 — |
| Eau distillée....................... | 95 — |
| Alcoolat de mélisse composé......... | 3 — |

On place dans un ballon en verre l'acide arsénieux, le carbonate de potasse et l'eau, on fait bouillir jusqu'à dissolution complète. Après refroidissement on ajoute l'eau de mélisse et quantité suffisante d'eau distillée pour remplacer celle qui s'est évaporée pendant la préparation et obtenir un poids total de 100 grammes.

Cette préparation est infiniment plus active que la précédente, elle contient *un centième de son poids d'acide arsénieux.*

XXIII gouttes contiennent *un* centigramme d'acide arsénieux soit environ II gouttes pour *un* milligramme.

### *Soluté de Boudin. Liqueur de Boudin.*

| | |
|---|---|
| Acide arsénieux.................... | 1 gr. |
| Eau distillée........................ | 1.000 — |

Faites bouillir jusqu'à dissolution et après refroidissement complétez 1000 grammes. Cette liqueur renferme *un millième de son poids d'acide arsénieux,* elle est donc *dix fois moins active que la liqueur de Fowler.*

XX gouttes contiennent 1 milligramme d'acide arsénieux.

### *Soluté de bi-chlorure de mercure. Liqueur de Van-Swieten.*

| | |
|---|---|
| Bi-chlorure de mercure............. | 1 gr. |
| Alcool à 80°....................... | 100 — |
| Eau distillée....................... | 900 — |

Cette liqueur renferme un millième de son poids de bi-chlorure de mercure, soit *un centigramme et demi par cuillerée à bouche.*

Elle est aujourd'hui très employée pour usage externe dans les pansements antiseptiques.

On supprime alors souvent l'alcool et l'on prépare les solutions de sublimé au millième avec l'*eau bouillie.*

| | |
|---|---|
| Bi-chlorure de mercure............ | 1 gr. |
| Eau bouillie........................ | 1.000 — |

L'Académie de Médecine vient de fixer la formule de la liqueur de sublimé destinée à pratiquer l'antisepsie obstétricale.

Dans cette formule on fait intervenir l'acide tartrique afin d'assurer la dissolution du sublimé et on colore avec le carmin d'indigo. Nous avons du reste indiqué déjà la formule (Voir Tome I, page 152).

*Solution de sublimé pour antisepsie obstétricale.*

| | |
|---|---|
| Sublimé corrosif.................. | 0. 20 |
| Acide tartrique. .... ............. | 4 gr. |
| Solution de carmin d'indigo à 1/20ᵉ. | I goutte. |

Pour *un* paquet que l'on fait dissoudre dans *un litre d'eau.*

*Solution officinale de perchlorure de fer.*

Cette solution est obtenue de toutes pièces en préparant d'abord une solution de *protochlorure de fer* au moyen de *l'acile chlorhydrique* et *du fer*, puis, en la faisant traverser par un courant de chlore, afin de la transformer en perchlorure. Cette solution doit marquer 1,26 au densimètre (environ 30 Baumé).

Elle renferme :

| | |
|---|---|
| Perchlorure de fer anhydre ....... . | 26 gr. |
| Eau. ......... ............. . ....... . | 74 — |

On peut la diluer et obtenir des solutions moins concentrées, en se conformant aux indications suivantes :

| Solution officinale de perchlorure de fer | Eau | donnent une solution renfermant pour 100 en perchlorure anhydre |
|---|---|---|
| 20 gr. | 5 gr. | 20 gr. 40 |
| 20 | 10 | 17 — 33 |
| 20 | 20 | 13 — |
| 20 | 40 | 8 — 66 |

*Solutions.* — *Les solutions* sont surtout des préparations magistrales.

Le véhicule le plus fréquemment employé est l'eau distillée ; parfois on ajoute comme correctif *une eau distillée aromatique*, *un alcoolat* ou une *huile essentielle*.

### Solution de bromure de potassium.

Bromure de potassium .. .......... . 20 gr.
Eau distillée..... ...... .......... 300 —

Faites dissoudre et filtrez ; la seule précaution à prendre lorsqu'on formule une solution est de ne pas dépasser la limite de solubilité de la substance.

### Solution d'iodure de potassium.

Iodure de potassium....... ... .... 20 gr.
Eau distillée de menthe.. .. ... .. 50 —
Eau distillée....................... 10 —

On peut comme correctif employer quelques gouttes d'essence ou mieux d'alcoolat.

### Solution fortifiante.

Bi-phosphate de chaux. . ... . ... 20 gr.
Alcoolature de citrons..... ... .. 5 —
Eau............... ... ......... 300 —

Les potions constituent une des formes pharmaceutiques les plus commodes et les plus employées ; elles ne présentent aucune difficulté d'administration, on peut les accommoder à tous les goûts. Leur conservation est assez facile (sauf celle du looch) il faut du reste les renouveler toutes les 24 heures.

Les solutions présentent les mêmes avantages que les potions ; elles sont peut-être moins agréables à prendre parce qu'elles ne sont pas sucrées ; mais on peut les administrer dans une tasse de tisane ou tout autre véhicule. Leur conservation est pour ainsi dire indéfinie, et elles se prêtent mieux aux traitements de longue durée.

Les *potions* et *solutions* doivent être administrées par cuillerées.

Il faut toujours bien indiquer :

1° *Le nombre* et la *grandeur* des cuillerées.

2° L'*intervalle* qu'il faut mettre entre l'administration de ces cuillerées ;

3° Si ces cuillerées doivent être administrées régulièrement et sans interruption.

Les potions devant être renouvelées chaque jour le médecin devra formuler de telle manière que la potion renferme bien un nombre de cuillerées concordant avec le mode d'emploi qu'il indique, il n'a pour cela qu'à consulter le tableau de la page 63, vol. I.

Lorsqu'il s'agit de solutés très actifs, comme la liqueur de Fowler, il faut prescrire au malade l'emploi d'un compte-gouttes bien calibré.

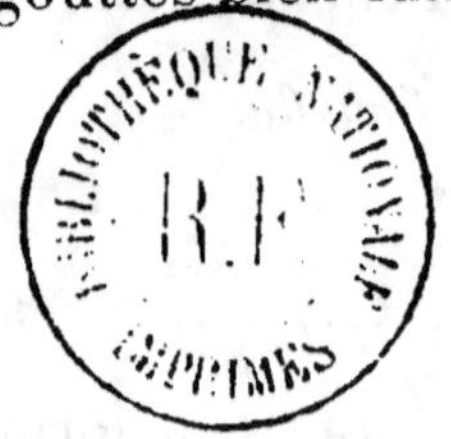

# CHAPITRE X.

## POUDRES SIMPLES ET COMPOSÉES.

Nous avons parlé de la pulvérisation en traitant des opérations pharmaceutiques, (voir page 17, vol. I) et nous avons indiqué les règles auxquelles on doit se conformer pour obtenir une poudre simple. Les poudres composées résultent du mélange de plusieurs poudres simples.

Toutes les substances, quelle que soit leur nature, *organiques* ou *minérales*, *solubles* ou *insolubles*, *fermes* ou *molles*, et même certains *liquides* employés en petite quantité peuvent entrer dans leur composition.

Le mélange doit être fait dans des conditions telles que la poudre obtenue soit parfaitement homogène.

Le Codex donne à ce sujet les instructions suivantes :

1° Autant que possible, chaque substance doit être réduite séparément en poudre ;

2° Chaque poudre doit avoir le même degré de ténuité afin que le mélange soit homogène et reste tel ;

3° Il faut pulvériser, à l'aide des substances sèches, les matières molles qui font partie de la poudre composée ;

4° On doit opérer le mélange au mortier jusqu'à ce

qu'il présente une couleur uniforme puis on tamise afin de restituer à la poudre sa légèreté première.

A ces recommandations nous en ajouterons quelques autres.

Le degré de ténuité d'une poudre peut varier suivant l'action thérapeutique qu'elle doit produire.

Les poudres *sternutatoires* seront assez grossière.

Les poudres *dentifrices* seront porphyrisées; il en est de même pour les poudres insolubles d'origine minérale qu'elles soient destinées à l'usage *interne* ou *externe*.

Des substances molles telles que des *extraits*, des *conserves*, de même des *liquides* (huiles volatiles, teintures, etc.) peuvent faire partie d'une poudre composée. Les extraits mous seront au préalable chauffés au bain-marie et amenés en consistance *ferme* ou même *desséchés entièrement*, on les triture ensuite avec une partie de la poudre végétale qui absorbe le plus facilement l'humidité. Les teintures alcooliques seront évaporées au bain-marie et converties en extraits. Le *laudanum*, les *huiles essentielles* et autres liquides analogues seront versés sur un petit fragment de sucre qui les absorbera et en permettra la division facile.

*Poudres simples.* — Nous avons vu en parlant de la *pulvérisation* qu'elle ne constituait pas toujours une opération purement mécanique, elle permet parfois d'améliorer la substance et de la rendre plus active en séparant des parties inertes ou moins riches en principes actifs. Pour un certain nombre de substances le Codex de 1866 faisait cesser la pulvérisation lorsqu'on avait obtenu un poids déterminé de poudre, le Codex actuel n'a conservé cette manière d'opérer que pour la poudre d'ipécacuanha : on fait sécher la racine dans une étuve chauffée à 40 degrés et on pulvérise dans un mortier couvert jusqu'à ce que l'on ait obtenu un poids de poudre seulement égal aux 3/4 de la racine. On passe au tamis de soie n° 120.

Les substances chimiques *solubles dans l'eau* sont en général assez friables et se pulvérisent facilement : on opère par légère *contusion* et *trituration* dans un mortier en *marbre* ou en *porcelaine* et en faisant usage d'un pilon en bois dur.

On passe au tamis de crin n° 1.

On prépare de cette manière les poudres d'*acide tartrique*, de *bi-carbonate de soude*, d'*alun*, de *borate de soude*, etc.

Les substances *insolubles* doivent être pulvérisées plus finement et parfois *porphyrisées*. Ainsi les poudres de *litharge*, de *bi-oxyde de manganèse*, de *sulfure d'antimoine*, etc., sont passées au tamis de soie n° 120. Celles d'*émétique*, de *sublimé corrosif*, d'*oxyde rouge de mercure*, de *sulfures jaune et rouge d'arsenic* seront *porphyrisées*.

Certaines poudres de sels insolubles sont également obtenues par *précipitation* et par *double décomposition chimique*; citons l'*oxyde jaune de mercure*, le *carbonate* et le *phosphate de chaux*, le *précipité blanc*. Les poudres ainsi obtenues sont plus facilement absorbées et par suite plus actives que lorsqu'elles ont été préparées mécaniquement.

Les substances *végétales* devront être préalablement desséchées. Suivant leur nature, on effectue cette opération à une température plus ou moins élevée, de manière à éviter toute déperdition de principes volatils.

Les substances *aromatiques* et en particulier les *fruits* et les *semences* ne doivent pas être exposés à une température supérieure à 25 degrés. On pulvérise au mortier de fer et on passe au tamis de crin n° 1. On prépare de cette manière les poudres d'*anis*, de *badiane*, de *cubèbes*, de *fenouil*, de *phellandrie*, de *sabine*, de *semen contra*, etc.

Les *racines* et les *feuilles* peuvent être desséchées à une température un peu plus élevée (40 degrés) ; on opère par contusion dans un mortier en fer et on passe au tamis de soie n° 120. On obtient ainsi, les poudres de racines d'*aunée*, de *colombo*, de *gayac*, de *santal*, de *sassafras*, etc., etc.; et celles de feuilles de *belladone*, de *ciguë*, de *digitale*, de *scille*, de *stramonium*.

Les poudres de *bois* et de certaines *racines* doivent être plus fines et passées au tamis de soie n° 140, citons les poudres de *cannelle de Ceylan*, de *cascarille*, de *quinquina*, les poudres de racines de *belladone*, de *guimauve*, de *gentiane*, de *ratanhia*, de *réglisse*, de *salsepareille*, etc.

Les poudres *sternutatoires* sont par contre assez grossières, celles d'*asarum*, de *bétoine*, de *marjolaine* et de *muguet* sont passées au tamis de soie n° 80.

Les produits résineux tels que le *benjoin*, la *colophane*, le *mastic*, la *résine de gaïac*, etc., sont pulvérisés par trituration et passés au tamis de soie n° 100.

D'autres substances telles que l'*aloès*, le *cachou*, le *guarana* sont *desséchées simplement* à l'*étuve*, puis pulvérisées par trituration et également passées au tamis de soie n° 100.

Les *gommes-résines* (asa-fœtida, euphorbe, gomme ammoniaque, myrrhe, encens, scammonée) sont desséchées dans une étuve chauffée à 25° puis pulvérisées par trituration dans un mortier en fer et passées au tamis de soie n° 80.

*Poudres composées.* — Les poudres composées inscrites au Codex sont peu nombreuses. Nous citerons seulement les poudres dentifrices et les poudres destinées à la préparation des eaux minérales gazeuses artificielles, mais il nous paraît utile de dire quelques mots des préparations plus importantes.

*Poudre d'ipécacuanha opiacée.* — *Poudre de Dower.* Cette poudre était déjà inscrite au Codex de 1866 qui la faisait préparer d'après la formule suivante :

*Poudre de Dower* (Codex 1866).

| | |
|---|---|
| Sulfate de potasse........................ | 40 gr. |
| Nitrate de potasse........................ | 40 — |
| Poudre d'ipécacuanha ................. | 10 — |
| — de réglisse................ ............. | 10 — |
| — d'extrait d'opium sec.......... | 10 — |

*Un* gramme de cette poudre renfermait environ 0,10 centig. *d'extrait* d'opium.

Le Codex de 1884 l'a modifiée de la manière suivante :

*Poudre de Dower* (Codex 1884).

| | |
|---|---|
| Poudre d'azotate de potasse.......... | 40 gr. |
| — de sulfate de potasse.......... | 40 — |
| — d'ipécacuanha................. | 10 — |
| — d'opium sec.................. | 10 — |

*Un* gramme de cette poudre renferme seulement 0,10 de *poudre* d'opium ou 0,05 centig. *d'extrait* : elle renferme donc *moitié moins d'opium* que la poudre du Codex de 1866, les praticiens feront bien de ne pas l'oublier.

Cette poudre est un des plus curieux exemples de la modification des propriétés thérapeutiques des médicaments par suite de leur association.

L'*Ipéca* est en effet un *vomitif.*

L'*opium* est un *calmant et soporifique.*

La *poudre de Dower* n'est *ni vomitive ni soporifique :* c'est un *diaphorétique* puissant.

*Poudre diurétique* ou *poudre des Voyageurs.*

Poudre d'azotate de potasse........... 10 gr.
—      de guimauve................. 10 —
—      de réglisse.................... 20 —
—      de gomme.................... 60 —
—      de sucre de lait.............. 60 —

On divise cette poudre en paquets de *dix grammes.*
Un paquet délayé dans un litre d'eau donne une tisane
rafraîchissante très employée.

Nous ne citerons aucun exemple pour la préparation magistrale des poudres composées ; nous avons
indiqué les règles à suivre pour les préparer convenablement, le médecin en les formulant doit éviter d'y
introduire des substances *deliquescentes* ou capables
de réagir chimiquement les unes sur les autres. Il doit
éviter d'associer des substances liquides incapables
d'être concentrées, par exemple des huiles fixes.

Les poudres constituent une forme pharmaceutique
très employée.

Les poudres *simples* représentent le médicament
dans toute sa pureté et avec toute son énergie d'action
(quelquefois accrue) elles se prêtent à un dosage
exact ; leur conservation est pour ainsi dire indéfinie.

*Mode d'administration des poudres.* — Après avoir
prescrit une poudre simple ou formulé une poudre
composée le médecin doit toujours la faire diviser en
*paquets* ou *prises* [1] dont il indiquera le mode d'emploi.

Les divers modes d'administration sont les suivants :

1° Si la poudre est soluble, on peut dissoudre chaque
prise dans une petite quantité d'eau sucrée ou de
tisane.

1. Le mot *prises* s'applique spécialement aux médicaments
destinés à l'usage *interne ;* le mot *paquets,* qui ne préjuge rien de
leur mode d'emploi, est réservé pour les médicaments *externes.*

2° Si la poudre est insoluble mais ne présente ni saveur désagréable, ni odeur répugnante, on peut l'administrer en  suspension dans l'eau ou dans un véhicule quelconque.

La seule précaution à prendre est de bien délayer la poudre afin que toutes les particules soient humectées et qu'il ne  se forme pas de grumeaux. Il suffit pour cela de placer d'abord la  poudre au  fond d'un  verre ou d'une tasse, d'ajouter un peu d'eau et de bien  mélanger avec le dos d'une cuillère de manière à obtenir une pâte épaisse  et bien  humectée  que  l'on  délaye ensuite dans une plus grande quantité d'eau ; on agite bien et on présente au patient avant que la poudre n'ait eu le temps  de se rassembler au fond du vase ;  il est toujours bon de faire ensuite avaler quelques gorgées de liquide ;

3° Si la poudre présente une  saveur  ou  une odeur désagréable on peut la renfermer dans du pain azyme (hosties). Voici comment il faut procéder : on jette une feuille de pain azyme dans un bol  rempli d'eau ;  cette feuille s'humecte et au moment où  elle va plonger on passe  dessous une  cuillère et on la  soutient sans *la retirer de l'eau* ;  la feuille se  moule dans  la cuillère, on verse au centre la prise de poudre et avec une lame de couteau ou le doigt *mouillé* on replie les bords libres de l'hostie de manière à recouvrir la poudre ; si cette opération est  effectuée à la surface même de  l'eau le pain azyme ne se déchire  pas; on  forme ainsi une sorte de  capsule  amylacée qui reste en  suspension dans l'eau qui remplit la  cuillère et que le patient absorbe de suite, en portant  profondément la cuillère dans la bouche de manière  à ne pas déchirer le pain azyme par la pression des lèvres ou des dents.

Toutes les fois que cela sera  possible, il est préférable de faire confectionner des cachets par le  pharmacien. Pour absorber un cachet (Voir page 81) on le place simplement dans une cuillère remplie d'eau, et lorsqu'il est *bien humecté* et qu'il *commence à se déformer* on l'avale.

Lorsque les prises doivent être absorbées au moment des repas on peut les prendre dans une cuillerée de potage ou à la fin entre deux couches minces de gelée de fruits (confitures).

Quelques malades absorbent les poudres médicamenteuses en les plaçant dans la cavité d'un pruneau bien cuit dont on a retiré le noyau. Quel que soit le mode d'administration, le malade doit toujours absorber ensuite quelques gorgées de liquide afin d'entraîner dans l'estomac les particules de poudre qui auraient pu s'attacher aux voies supérieures.

# CHAPITRE XI

## PULPES. — CONSERVES. — SUCS.

Les *pulpes* sont des médicaments de consistance molle que l'on obtient en divisant mécaniquement les végétaux et en séparant les parties les plus ténues au moyen d'une pression suffisante contre un tamis de *crin* ou de *fer étamé*. Cette opération est effectuée au moyen d'une spatule en bois à tête large et à manche recourbé, connue sous le nom de *pulpoire*. Si la plante ou partie de plante qu'on doit convertir en pulpe est fraîche et facile à lacérer (*cresson, cochléaria*) on peut la piler dans un mortier ; si, au contraire elle est dure et compacte (*carotte, pomme de terre*), on la divise avec une *râpe*.

Pour obtenir plus facilement des pulpes, on fait parfois subir à la substance une cuisson préalable, soit en la plongeant dans l'eau bouillante, en l'exposant à l'action de la vapeur, soit enfin en la faisant cuire sous des cendres chaudes. Cette opération permet d'obtenir des pulpes plus homogènes et plus liées que celles qu'on obtient avec les substances fraîches ; mais comme elle peut modifier profondément les propriétés thérapeutiques de la pulpe[1], il ne faut jamais la pratiquer qu'à bon escient.

On peut également préparer des pulpes avec des substances sèches *entières*, mais il faut alors les ramollir en les exposant à l'action de la vapeur d'eau bouillante. Parfois on se sert de *poudres*, la préparation est alors des plus faciles, il suffit de délayer ces poudres dans l'eau chaude, de les laisser gonfler et de délayer au mortier afin d'éviter la formation des grumeaux.

Les pulpes préparées avec les subtances *fraîches* ne se conservent pas, ce sont des préparations essentiellement magistrales ; les pulpes *cuites* se conservent un peu mieux. Ce sont des médicaments très peu employés aujourd'hui.

Le Codex mentionne les pulpes de *feuilles* fraîches et en particulier celles de *ciguë*; et, ensuite, celles de *racines* et de *bulbes, ail, carotte, lis, oignon, pomme de terre* et *scille*. Ces dernières sont préparées suivant l'indication, avec les substances *crues* ou *cuites*. Toutes ces pulpes sont préparées avec les substances fraîches, nous pouvons ranger dans cette catégorie la *pulpe de viande crue* dont nous avons parlé plus haut (Voir page 4).

Parmi les pulpes préparées avec les substances *sèches*, citons celles de *casse*, de *pruneaux* et de *tamarins*.

## Conserves.

Les *conserves* ne sont autre chose que des *pulpes* additionnées de *sucre* pour en *faciliter* la conservation ; cette conservation n'est pas en effet indéfinie,

---

1. La cuisson détruit en général les principes âcres et irritants des plantes : ainsi la pulpe *d'oignons crus* est *rubéfiante* et *révulsive*; celle d'oignons cuits est *émolliente et maturative.*

surtout pour les conserves préparées avec les plantes *fraîches* et sans *coction*; et pour lesquelles le Codex fait employer 3 *parties* de sucre contre *une*. de plante. On pile dans un mortier en marbre et on pulpe à travers un tamis de crin n° 2. On prépare de cette manière les conserves de *cochléaria* de *cresson*, de *fumeterre*, etc.

Les conserves obtenues avec les plantes *fraîches*, mais par *coction*, sont généralement préparées avec les *fruits* et constituent plutôt des préparations *alimentaires* que *médicamenteuses*; on les désigne habituellement sous le nom de *confitures* (*abricots*, *prunes*, etc.), et de *gelées*, lesquelles sont préparées avec les *sucs* (*groseilles*, *coings*, etc.), elles sont alors translucides.

Les conserves médicamenteuses les plus employées sont les suivantes :

*Conserve de cynorrhodons*. — On récolte les cynorrhodons un peu avant leur maturité, on sépare le péduncule, les akènes et les poils intérieurs. On les place alors dans un vase en porcelaine, on arrose avec du vin blanc et on conserve en lieu frais. Lorsque la masse est suffisamment ramollie, on la pile et on la pulpe. On mélange ensuite deux parties de cette pulpe avec trois de sucre et on chauffe au bain-marie.

Les conserves de *tamarins* et de *casse* sont préparées de la manière suivante :

```
Pulpe de tamarins ou de casse.......    50 gr.
Eau ...............................     50 —
Sucre pulvérisé....................    125 —
```

On mélange la pulpe avec l'eau et on fait ramollir au bain-marie, on ajoute ensuite le sucre et on continue à chauffer jusqu'à ce que le mélange ne pèse plus que 200 grammes.

La *conserve de roses* est préparée avec la poudre sèche :

Poudre de pétales de roses rouges.... 10 gr.
Eau distillée de roses............... 20 —
Sucre pulvérisé...................... 65 —
Glycérine............................  5 —

On délaye la poudre dans l'eau distillée et, après deux heures de contact, on ajoute le sucre et la glycérine, on mélange avec soin. La conserve de roses constitue un excellent excipient pour les pilules.

## Sucs.

Dans l'acception la plus large, le mot *suc* désigne l'ensemble des *liquides* qui existent dans les tissus *animaux* ou *végétaux* et qu'on peut extraire par *dilacération* et *expression*. Si l'on soumet une *pulpe* à une pression suffisante, la partie liquide qui s'écoule constitue le *suc*.

Cette définition nous indique que la composition des sucs est très complexe, et qu'elle varie suivant la nature de la substance qui les fournit. Il existe cependant des éléments dont la présence est constante; nous citerons en premier lieu *l'albumine* que l'on rencontre dans tous les sucs, *végétaux et animaux*, et la *chlorophylle* qui se trouve dans presque tous les sucs végétaux. Ces derniers renferment également des *sucres cristallisable* (canne, betterave) ou *incristallisable* (presque tous les fruits acides). Tous deux sont fermentescibles; et c'est précisément cette dernière propriété qui rend les sucs si altérables.

*Sucs animaux.* — Nous ne citerons que le *jus de viande* dont nous avons déjà parlé aux *préparations alimentaires* (Voir page 3).

*Sucs végétaux.* — Ces sucs **sont nombreux** ; on les divise en trois groupes :

Sucs *aqueux, huileux et résineux.* Nous avons **déjà parlé** de ces derniers qui constituent les huiles grasses (**page** **128**, vol. I et essentielles page 25 vol. II) et les résines (page 137, vol. I) et gommes résines (page 139, vol. I). Nous ne nous occuperons ici que des *sucs aqueux* ; on les divise en *sucs extractifs, sucs acides* et *sucs sucrés* :

*Sucs extractifs.* — Ces sucs proviennent des plantes fraîches, *tiges, feuilles, fleurs,* que l'on pile et que l'on soumet à la presse.

On prépare de cette manière les sucs de *cresson, fumeterre, mercuriale,* etc... Si la plante n'est pas suffisamment aqueuse (feuilles de bourrache, de noyer) on ajoute un cinquième de son poids d'eau. Le suc le plus employé est le *suc d'herbes,* obtenu en pilant et exprimant.

<pre>
Feuilles fraîches de chicorée......  )
    —          —     de cresson.......  |
    —          —     de fumeterre.....  }  ââ P. E.
    —          —     de laitue........  /
</pre>

Le suc, tel qu'on l'obtient au sortir de la presse, est trouble et renferme en suspension de nombreux débris végétaux ; il faut s'en débarrasser par *clarification* (Voir page 26 tome I).

Pour les sucs dont nous venons de parler, le Codex fait opérer la clarification à froid et par filtration au papier. Le suc ainsi obtenu représente l'ensemble des principes *solubles* et *inaltérés* de la plante. Mais ce mode de clarification est fort long ; le suc obtenu est toujours trouble ; il renferme de l'albumine végétale et se coagule par la chaleur.

Souvent on pratique la *clarification à chaud.* Pour cela on prend le suc au sortir de la presse et on le porte, soit à feu nu, soit au bain-marie, à une température de 70 à 80 degrés. L'albumine est coagulée et entraîne toutes les matières en suspension et la plus grande partie de la chlorophylle. On filtre après refroidissement, la filtration s'opère rapidement, le suc filtré est limpide mais peu coloré et, d'après quelques praticiens, moins actif que le suc clarifié à froid.

Sauf le *suc d'herbes* dont nous avons parlé, les autres ne sont pas employés en nature, ils sont de suite convertis soit en *extraits* soit en *sirops ;*

2° *Sucs acides.* — Ces sucs, fournis par les *fruits acides*, sont caractérisés par une saveur acide plus ou moins prononcée et due le plus souvent à l'acide *tartrique* ou *citrique* ; ils renferment en outre du *sucre incristallisable* et de la *pectine* ou *gelée végétale* qui leur donne de la *viscosité*. Cette *pectine* est transformée pendant la *fermentation* et le suc perd alors la propriété de se prendre *en gelée*. C'est la présence de la pectine qui différencie les *gelées de fruits acides* des *sirops* préparés avec les mêmes sucs.

Les *sucs de fruits acides* ne sont pas employés en nature, ils ne servent qu'à la préparation des sirops (Voir page 135). Pour préparer *un suc*, on exprime les fruits (cerises, groseilles, etc.) en les écrasant sur un tamis et on soumet ensuite le marc à la presse. Si on clarifie par décantation ou filtration de papier et qu'on fasse dissoudre du sucre, le produit obtenu contient de la *pectine* : il se prend en *gelée* par refroidissement et constitue la gelée de fruits acides dont nous avons parlé plus haut (page 8). Si, au contraire, on laisse le suc en repos dans un endroit frais dont la température soit de 12 à 15 degrés, il s'établit une fermentation qui détruit la pectine et se traduit extérieurement par la formation d'une mousse épaisse ou *chapeau*, constitué par les matières albuminoïdes qui, en se coagulant, entraînent tous les corps en suspension. Le suc, que surnage ce chapeau, est limpide et, transformé en sirop; il ne se coagule plus.

Les sucs sont très altérables et doivent être transformés de suite en *gelées* ou *en sirops ;* on peut cependant les conserver en leur faisant subir divers traitements. Le procédé de conservation le plus simple et le plus efficace est celui qu'on désigne sous le nom de procédé d'*Appert*. Il consiste à porter lentement et à maintenir pendant une demi-heure à une température de 100 degrés le suc renfermé en bouteilles hermétiquement bouchées et presque entièrement remplies ; le bouchon est maintenu au moyen d'un fil de fer ; on chauffe soit au bain-marie, soit à la vapeur dans une armoire spéciale fig. 10. Après refroidissement, on recouvre le bouchon d'une

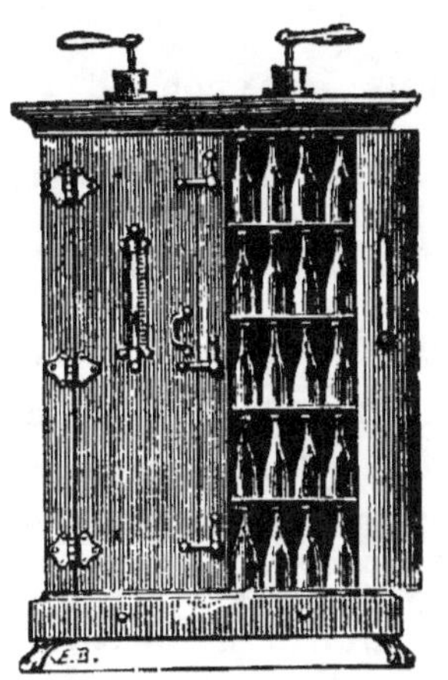

Fig. 10. — Armoire pour chauffer les sucs et sirops (procédé d'Appert).

épaisse couche de cire. Les sucs ainsi *stérilisés* se conservent très longtemps;

3° *Sucs sucrés.* — Ces sucs qui renferment du sucre *cristallisable* sont fournis par certaines racines (betteraves) ou des tiges de graminées (sorgho, canne à sucre); ils servent à l'extraction industrielle du *sucre* et ne sont pas utilisés en pharmacie.

# CHAPITRE XII

## SACCHARURES. — OLEO-SACCHARURES. — PATES. — CHOCOLATS

Nous avons vu que les *conserves* n'étaient autre chose que des *pulpes* additionnées de sucre pour en faciliter la conservation ; les *saccharures* sont des préparations analogues ; mais, effectuées avec les *sucs*.

Ce sont des médicaments pulvérulents constitués par du sucre imprégné de substances médicamenteuses. primitivement dissoutes dans un véhicule qui est ensuite éliminé par *évaporation*. Les saccharures sont en réalité des *sirops solides*. On les prépare soit avec des liquides aqueux (infusés ou décoctés), soit avec des liquides alcooliques (teintures ou alcoolatures). Le Codex actuel n'a maintenu que les *saccharures de lichen* et *de carragaheen :* voici comment on les prépare.

On prend 1.000 grammes de lichen d'Islande, et on le lave plusieurs fois à l'eau froide jusqu'à ce qu'il ait perdu toute son amertume [1]. On le fait ensuite bouillir dans l'eau pendant une heure et on passe avec expression. On laisse déposer quelque temps le décocté et on le passe sur 1.000 grammes de sucre,

1. On ne lave qu'une seule fois le carragaheen.

on évapore ensuite au bain-marie jusqu'à consistance ferme ; on étale alors sur des assiettes et on termine la dessiccation à l'étuve. On pulvérise ensuite.

La préparation des saccharures au moyen des alcoolatures et teintures alcooliques est très simple. On arrose 500 gr. de sucre en morceaux avec 60 gr. de la préparation alcoolique, on laisse évaporer d'abord à air libre puis on termine la dessiccation à l'étuve et on pulvérise. Ces médicaments dont l'emploi avait été proposé par Béral sont aujourd'hui inusités. C'est un tort, car ils constituent une forme pharmaceutique commode et d'une réelle efficacité.

## Oléo-saccharures.

Les *oléo-saccharures* ne sont autre chose que des *saccharures* préparées avec les *huiles essentiel'es.*

Leur préparation est aussi simple que possible : elle consiste à triturer le sucre avec l'essence. Voici les proportions fixées par le Codex.

### *Oléo-saccharure de menthe.*

```
Huile essentielle de menthe poivrée ou
    autre...............................   1 gr.
Sucre en morceaux.....................  20 —
```

Pour les oléo-saccharures de fruits d'hespéridées (citron, bergamote, cédrat, orange,) on opère de la manière suivante :

```
Citron frais.....................  No 1
Sucre en morceaux.................  10 gr.
```

On râpe le zeste avec le morceau de sucre de manière à détacher toute la partie jaune ; on triture ensuite le sucre au mortier de façon à obtenir une poudre homogène.

Les saccharures et oléo-saccharures sont peu employés ; ils servent surtout à aromatiser les poudres composées.

## Pâtes.

Les *pâtes* sont des saccharures obtenus avec des *solutés aqueux*, mais dans la composition desquels il entre de la *gomme arabique*, ce qui leur permet de conserver une consistance *molle* et *élastique* ; mais cependant assez *ferme* pour qu'ils n'adhèrent pas aux doigts.

Les *pâtes* sont *transparentes* ou *opaques* ; cela dépend surtout de leur mode de préparation. Les premières sont coulées dans des moules et desséchées à l'étuve ; celles qui sont opaques sont agitées avec une spatule jusqu'à ce qu'elles aient acquis par évaporation une consistance convenable. Elles sont parfois additionnées de blancs d'œufs battus en neige.

La pâte une fois préparée peut être conservée en grandes plaques ou découpée en petits losanges qu'on recouvre d'une légère couche de sucre cristallisé (candi) ; elles conservent alors plus longtemps : leur consistance molle.

Comme exemple de pâte transparente, nous indiquerons la préparation de la pâte de jujubes. On fait infuser 500 grammes de jujubes dans 3 kil. 500 d'eau et on passe sans exprimer. On place l'infusé dans une bassine chauffée au bain-marie et on y fait fondre 3.000 gr. de gomme du Sénégal préalablement lavée à l'eau froide ; on ajoute ensuite 2.000 gr. de sucre blanc cassé en petits morceaux, et lorsqu'il est fondu on cesse de remuer et on maintient le mélange au bain-marie pendant 12 heures. On enlève alors l'écume épaisse qui s'est formée, on ajoute 200 grammes d'eau distillée de fleurs d'oranger et on coule dans des moules en fer blanc légèrement huilés. On termine la dessication dans une étuve chauffée à 40°. La pâte ainsi obtenue est *semi-transparente* ; celle des confiseurs, qui est transparente, n'est pas préparée avec une infusion de jujubes.

Comme exemple de pâte opaque (sans blanc d'œuf), nous citerons la préparation de la *pâte de lichen*. On fait bouillir pendant une heure 500 grammes de lichen

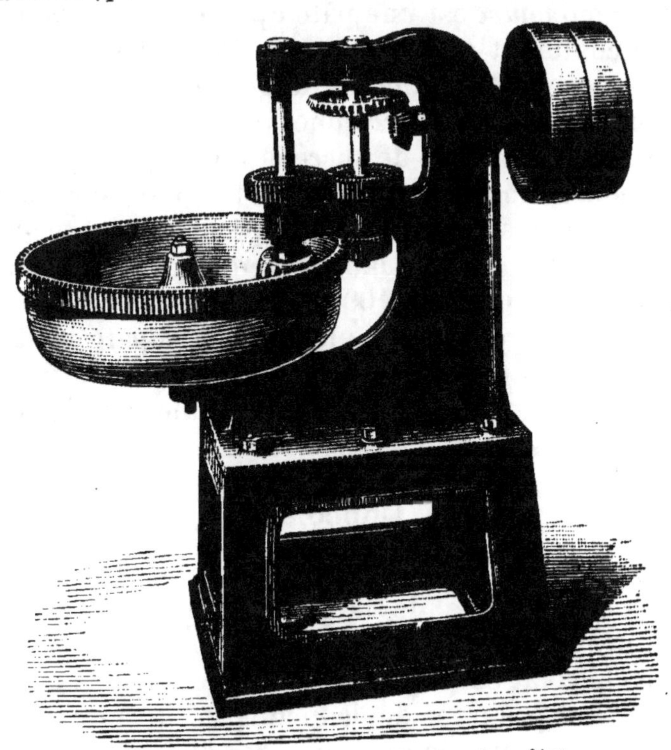

Fig. 11. — Machine Nègre à préparer les pâtes.

privé d'amertume [1] dans une quantié d'eau suffisante pour obtenir 3.000 gr. de décocté dans lequel on fait

1. Par lavages successifs à l'eau froide.

fondre au bain-marie 2 kil. 500 gr. de gomme du Sénégal lavée. On passe avec expression, on ajoute 2.000 gr. de sucre et après dissolution *un gramme d'extrait d'opium*. On évapore jusqu'à consistance ferme et on coule dans des moules. 100 grammes de cette pâte, qui est opaque, renferment environ *deux centigrammes* d'extrait d'opium.

La pâte de réglisse *brune*, renferme également la même quantité d'opium.

La *pâte de gomme* toujours désignée sous le nom de *pâte de guimauve* est une pâte opaque avec *blanc d'œuf*. Voici comment on la prépare. On fait dissoudre au bain-marie 1000 grammes de gomme avec poids égal d'eau, on passe à travers une toile serrée, on ajoute alors 1000 grammes de sucre et l'on fait évaporer jusqu'à consistance de miel épais, en agitant continuellement. On se sert pour cette opération de machines spéciales fig. 11. Pendant ce temps, on bat en neige 12 blancs d'œufs avec 100 grammes d'eau distillée de fleurs d'oranger et on les mélange à la pâte en agitant vivement, on continue l'évaporation et l'agitation jusqu'à consistance convenable et on coule dans des boîtes saupoudrées d'amidon pulvérisé.

## Chocolats.

La préparation des chocolats est depuis longtemps sortie du domaine de la pharmacie et devenue une opération industrielle.

Le chocolat est cependant encore inscrit au Codex qui le fait préparer de la manière suivante : il est constitué par un mélange de *cacao* et de *sucre*.

*Chocolat simple* ou *chocolat de santé*.

| | |
|---|---|
| Cacao caraque...................... | 3000 gr. |
| — maragnan.................. | 3000 — |

Sucre pulvérisé...................... 5000
Cannelle en poudre................... 30

On monde le cacao et on le torréfie sur un feu doux jusqu'à ce que les enveloppes se détachent ; on les sépare en vannant avec soin. On pile alors les amandes dans un mortier de fer légèrement chauffé jusqu'à ce qu'elles soient converties en une pâte molle à laquelle on ajoute alors les quatre cinquièmes du sucre.

On continue à broyer cette pâte sur une pierre également chauffée, et finalement on incorpore la poudre de cannelle mélangée au reste du sucre. On divise enfin la pâte en tablettes que l'on place dans des moules et que l'on polit grâce à un mouvement de trépidation prolongé.

Ce chocolat sert à préparer les chocolats médicamenteux.

On obtient le *chocolat ferrugineux* en incorporant à la pâte ci-dessus 10 grammes de safran de mars apéritif par kilogramme.

*Pastilles médicamenteuses.* — On peut préparer des pastilles de chocolat à base de *santonine*, de *calomel*, etc., (Voir pastilles, page 60). On opère de la manière suivante :

On ramollit dans un mortier en fer chauffé un poids déterminé de chocolat, 100 grammes par exemple, et on y incorpore 1 gramme de *santonine pulvérisée;* lorsque le mélange est effectué, on divise la masse au pilulier en 100 parties égales que l'on convertit en autant de petits bols; on dispose ces bols sur des plaques de fer blanc légèrement huilées et on les aplatit au moyen d'un tapotement prolongé sur une table. Ces diverses opérations doivent être faites assez rapidement pour que la pâte ne durcisse pas pendant qu'on les effectue.

# CHAPITRE XIII

## SIROPS. — MELLITES. — OXYMELLITES

Les *sirops* sont des médicaments liquides dont la conservation est assurée par le sucre qui forme environ les deux tiers de leur poids. Le véhicule qui sert à dissoudre, en même temps que le sucre, le principe médicamenteux qui forme la base du sirop est de nature variable. Il est constitué le plus souvent par des *solutés*, *infusés* ou *décoctés aqueux*, des *eaux distillées*, des *sucs;* quelquefois par du *vin* ou du *vinaigre*, il doit toujours être employé en quantité suffisante pour dissoudre tout le sucre nécessaire à la conservation du produit.

Nous avons à nous occuper du *sucre*, du *véhicule*, et du *rapport* entre les poids de ces deux éléments.

*Sucre* — Pour la préparation des sirops, on emploie exclusivement le *sucre de canne*. Le commerce le fournit aujourd'hui dans un état de pureté tel que les anciens procédés de clarification des sirops sont devenus inutiles, et que le plus souvent il suffit de passer le sirop à travers un linge ou un filtre de papier pour l'obtenir limpide.

La seule substance étrangère que l'on trouve dans

le sucre raffiné est une petite quantité de bleu d'indigo qu'on y introduit pour masquer la teinte légèrement jaune qu'il présente toujours et lui donner une couleur blanche recherchée par le consommateur. Ce bleu d'indigo est séparé par filtration et reste sur le papier qui sert à cette opération.

*Véhicule.* — La nature du véhicule est très variable, il suffit en effet qu'il satisfasse à une seule condition, celle de pouvoir dissoudre la totalité du sucre nécessaire pour assurer la conservation du sirop. Tous les véhicules aqueux sont employés ; ils sont le plus souvent constitués par des *infusions* ou *décoctions* végétales, des *solutions d'extraits* ou de *substances chimiques*, des *eaux distillées*, des *émulsions* et quelquefois des *sucs végétaux*. Lorsque ces derniers sont des *sucs de fruits acides*, ils renferment déjà une certaine quantité de sucre dont il faut tenir compte et réduire d'autant la proportion de sucre de canne.

Les véhicules hydro alcooliques nécessitent également une proportion moindre de sucre, la présence de l'alcool diminuant d'un côté la solubilité du sucre et de l'autre assurant la conservation du sirop.

*Rapport entre la quantité de véhicule et celle du sucre.* — Le sucre doit former environ les deux tiers du poids du sirop pour que sa conservation soit assurée. La densité est alors à froid (15 degrés) égale à 1,32 (36° Baumé) et lorsque le sirop *est bouillant* cette densité est abaissée à 1,26 (31° Baumé).

| | | |
|---|---|---|
| Une cuillerée à bouche de sirop pèse environ | 20 gr. |
| — à dessert | — 14 — |
| — à café | — 6 — |

Pour obtenir ce résultat, la quantité de sucre employée doit être en raison inverse de la densité du véhicule, et diminuer aussi si ce véhicule est de nature alcoolique ; elle varie de 120 à 180 grammes pour 100 grammes de véhicule. Le Codex actuel a fait d'une manière générale diminuer les proportions de sucre indiquées dans l'édition précédente, et cela avec raison car le sucre est aujourd'hui obtenu dans un état de pureté beaucoup plus grande qu'autrefois.

Voici les rapports les plus usités :

> Pour 100 parties de véhicule *aqueux* la proportion de *sucre* varie de.    170 à 180 parties.
>
> Pour 100 parties de sucs sucrés................    125 à 175 parties.
>
> Pour 100 parties de véhicule alcoolique et sucré    130        parties.

*Préparation des sirops.* — 1° *Obtention du véhicule.* — Seules les *eaux distillées* sont des préparations officinales et peuvent être converties directement en sirops ; mais il faut préparer au moment du besoin et en se conformant aux règles que nous avons indiquées plus haut (pages 34 et suivantes vol. I) toutes *les solutions, infusions et décoctions*, etc. Il faut en outre ne pas perdre de vue les deux règles suivantes :

1° Le poids du véhicule doit toujours être aussi voisin que possible du poids pour lequel il devra figurer dans le sirop ; c'est-à-dire que, s'il s'agit de préparer du sirop de gentiane dans lequel le poids du sucre est de 180 grammes pour 100 d'infusé, il faudra retirer autant que possible 100 gr. d'infusé de gentiane de manière à ne pas être obligé de faire bouillir trop longtemps le sirop, pour obtenir l'évaporation de l'eau en excès et atteindre la densité voulue ;

2° Il faut que le véhicule soit toujours aussi *limpide que possible* de manière à ne pas nécessiter la clarification du sirop ;

2° *Solution du sucre.* — La solution du sucre dans le véhicule est faite soit *à froid* soit à *l'aide de la chaleur*. Cette dernière opération est habituellement désignée sous le nom de *coction*; on dit faire *cuire un sirop*. Lorsque le véhicule est limpide, il suffit de chauffer jusqu'à ce que la dissolution du sucre soit obtenue ; mais il n'est pas nécessaire de *faire bouillir le sirop*. Cette opération, autrefois utile lorsque le sucre n'était pas très bien raffiné, n'est plus aujourd'hui nécessaire que lorsque le véhicule est très chargé de principes médicamenteux, et qu'on est obligé d'avoir recours à un mode de clarification artificielle pour obtenir un sirop limpide ; on opère alors par *coction et clarification*.

La préparation des *sirops à froid* est peu employée parce qu'elle exige un temps assez considérable ; on la réserve pour les sirops dont le véhicule est constitué par des eaux distillées qui pourraient perdre de leur arôme par l'action de la chaleur.

Les sirops obtenus à froid sont incolores. On doit concasser le sucre en menus fragments, on l'introduit dans un vase fermé avec la quantité suffisante de véhicule, on favorise la dissolution en agitant souvent et on clarifie par filtration à froid et au papier. Pour faciliter la dissolution du sucre, on a construit des appareils spéciaux dans lesquels le sucre est maintenu par un diaphragme et ne plonge que dans les couches supérieures du véhicule. A mesure que ces couches se saturent, elles deviennent plus denses et tombent au fond ; elles sont remplacées par des couches non saturées, de telle sorte que la dissolution du sucre s'effectue d'une manière assez rapide sans qu'il soit nécessaire d'agiter.

Lorsqu'on, emploie la chaleur, on peut chauffer soit au bain-marie, soit à feu nu ; dans ce dernie cas, il n'est pas toujours nécessaire d'aller jusqu'à l'ébullition, et surtout de la maintenir longtemps. Plus un sirop bout et plus il est disposé aux chances d'altérations consécutives.

*Clarification*. — La *dissolution* du sucre étant terminée, on vérifie que le sirop présente bien la densité voulue, c'est-à-dire 1,32 si l'on opère à froid, ou 1,26 si le liquide est bouillant ; il ne reste plus alors qu'à le *clarifier* c'est-à-dire à le débarrasser de toutes les particules étrangères qu'il peut tenir en suspension et qui proviennent soit du *véhicule*, soit du *sucre*. Cette opération s'effectue de diverses manières :

1° Par *filtration au papier* à *froid* ou à *chaud*. — On prépare les filtres avec un papier spongieux spécial qui se laisse facilement traverser par les liquides même visqueux ; on filtre à froid tous les sirops préparés à froid avec les eaux distillées, les autres sont filtrés *bouillants*. Ce procédé de clarification donne d'excellents résultats, il ne présente que l'inconvénient d'exiger un temps assez long et de causer une perte notable de sirop car il est souvent nécessaire de le répartir sur plusieurs filtres ;

2° *Clarification à chaud par filtration à la chausse avec ou sans pâte de papier*. — Lorsque le véhicule du sirop est constitué par une infusion ou décoction médicamenteuse peu chargée et limpide, on peut souvent se borner à le filtrer sur une chausse faite avec un tissu spongieux ; mais assez serré (feutre).

Si cette simple filtration ne donne pas un liquide suffisamment limpide on peut clarifier *à la pâte de papier*. Ce procédé consiste à délayer dans une petite quantité d'eau du papier blanc non collé, de façon à le réduire en bouillie. On fait égoutter et on comprime légèrement la pâte qui en résulte, de manière à ce qu'elle retienne le moins d'eau possible puis on la délaye dans le sirop bouillant ; on entretient l'ébullition pendant quelques minutes, de manière à vaporiser l'eau qui a été apportée par la pâte et on verse dans la chausse. La pâte de papier se dépose sur les parois de l'étoffe et constitue un feutrage épais à travers lequel le sirop s'écoule tout aussi limpide que s'il avait traversé un filtre et d'une manière beaucoup plus rapide.

*Clarification au blanc d'œuf.* — Pour quelques sirops dont le véhicule est constitué par des solutions médicamenteuses très chargées et le plus souvent troubles, il est nécessaire d'avoir recours à la clarification au blanc d'œuf. Ce procédé consiste à introduire dans le sirop des blancs d'œufs délayés dans une petite quantité d'eau et à chauffer; au moment ou le liquide entre en ébullition, l'albumine se coagule, forme un réseau qui englobe toutes les particules en suspension et se réunit en un coagulum (écume) qui se rassemble à la surface du sirop. Il faut à ce moment interrompre l'ébullition, pour que l'agitation qu'elle produit dans la masse liquide ne divise pas le coagulum formé et n'en rende pas plus difficile la séparation par filtration sur la chausse.

On emploie *un* blanc d'œuf par 5 ou 10 kilog de sirop. Il y a deux manières de procéder. On peut délayer les blancs d'œufs dans un peu d'eau et mélanger au sirop lorsque le sucre est presque entièrement dissous ; on porte alors à l'ébullition que l'on entretient quelques minutes et on passe. On peut aussi battre les blancs d'œufs en neige, les ajouter au sirop lorsqu'il est en pleine ébullition et brasser vivement. (Voir vol. I, page 27.)

Le premier moyen est préférable lorsque le sirop renferme beaucoup d'impuretés.

Lorsque le sirop est terminé, c'est-à-dire *clarifié* et *filtré*, on le laisse *refroidir complètement* avant de le mettre en bouteilles : on doit pour cette opération se servir de flacons bien secs, les boucher avec soin et conserver dans un endroit *frais* et *sec*.

*Altérations des sirops*. — Les sirops sont sujets à un certain nombre d'altérations; la plus commune est la *fermentation* qui est consécutive à la présence du *sucre interverti*. Ce *sucre*, résultant de la transformation du sucre de canne, prend souvent naissance pendant la préparation du sirop, surtout lorsqu'on le soumet à une longue ébullition ; c'est pour cette raison que nous avons dit qu'il était important de la prolonger le moins possible.

Le *sucre interverti* est un mélange de *glucose* et de *lévulose*, qui prend naissance par l'action des acides sur le *sucre de canne*. Or un certain nombre de sucs végétaux et par suite d'infusés ou de décoctés sont acides et par conséquent capables d'effectuer cette transformation. Le plus grand inconvénient qui résulte de la présence du sucre interverti dans les sirops est celui de les prédisposer à *la fermentation*. Le sucre de canne ne peut en effet fermenter directement; il faut qu'il ait été au préalable transformé en sucre interverti.

On reconnaît la présence de ce sucre dans les sirops parce qu'ils réduisent la liqueur de Fehling, ce qu'ils ne font pas lorsqu'ils ne renferment que du sucre de canne.

*La fermentation* des sirops est caractérisée par le dédoublement d'une partie du sucre en *acide carbonique* et en *alcool*. Au moment ou l'on débouche un flacon de *sirop fermenté*, il se produit une petite explosion due au dégagement brusque du gaz acide carbonique contenu et comprimé dans le goulot ; en même temps celui qui est dissous dans le liquide se dégage, le fait mousser et sortir hors de la bouteille. Le sirop fermenté a acquis une saveur aigre et désagréable, sa coloration est souvent modifiée.

La *fermentation* se produit lorsque le sirop n'a pas été suffisamment *cuit* et ne présente pas la *densité voulue*, et aussi lorsqu'on le maintient trop longtemps à l'ébullition, soit pour le clarifier soit pour le concentrer si la proportion de ce véhicule employé était trop considérable ; elle est favorisée par la conservation des sirops en lieu chaud et dans des flacons qui ne sont pas entièrement remplis. On remédie à l'altération due à la fermentation en soumettant pendant quelque temps le sirop à l'action de la chaleur ; mais il faut alors le faire bouillir quelques instants de manière à détruire tout le ferment. On vérifie ensuite s'il présente bien la densité voulue et on le filtre de nouveau.

Parfois la fermentation provient de ce que le sirop a été mis en bouteilles et descendu à la cave avant d'être entièrement refroidi. Voici en effet ce qui se passe. Le sirop chaud laisse dégager de la vapeur d'eau, qui se condense dans la partie vide du goulot et retombe ensuite à la surface du sirop qu'elle décuit et qui peut alors fermenter ; la fermentation se propage ensuite dans toute la masse.

La fermentation *alcoolique* dont nous venons de parler n'est pas la seule altération que les sirops soient susceptibles d'éprouver, il peut s'y développer des végétations cryptogamiques, des *moisissures* ; ils peuvent éprouver une fermentation visqueuse et devenir *filants :* on remédie également à ces altérations en portant les sirops à l'ébullition, c'est-à-dire en détruisant tous les germes par l'action de la chaleur.

*Cristallisation.* — Lorsqu'un sirop est trop cuit, lorsque la densité est trop élevée et par suite que la quantité de sucre dissoute à chaud est trop considérable pour rester en solution lorsque le sirop s'est refroidi, une partie de ce sucre se dépose sous forme cristalline (sucre candi). Ce dépôt n'aurait pas grand inconvénient s'il ne prédisposait pas les sirops à la fermentation et ne favorisait pas la formation des moisissures; voici pourquoi. La cristallisation ne s'arrête pas au moment où tout le sucre en excès s'est déposé, les cristaux primitivement formés vont sans cesse en s'accroissant et, au bout d'un certain temps, le sirop ne renferme plus la quantité de sucre nécessaire; il est *décuit* et, par conséquent, tout prêt à éprouver les diverses altérations que nous venons de signaler.

Pour mettre autant que possible un sirop à l'abri de toutes les altérations dont nous avons parlé, il faut pendant sa préparation le soumettre le moins longtemps possible à l'action de la chaleur; lui donner la densité voulue, ne le mettre en bouteilles qu'après refroidissement complet et conserver ces bouteilles dans un lieu *sec* et *frais*. On peut, du reste, les conserver par le procédé d'*Appert* que nous avons décrit en parlant des sucs (voir page 112).

*Falsifications.* — Quelques sirops fabriqués industriellement et qui sont plutôt des préparations alimentaires que pharmaceutiques sont souvent falsifiés, on remplace le sucre de canne en totalité ou en partie par de la glucose, et au lieu de sucs naturels (coings, groseilles, cerises) on se sert de solutions d'essences artificielles convenablement colorées.

## Sirops.

On divise les sirops en *simples* et *composés*. Cette dénomination ne vise absolument que la nature du véhicule : le sirop est *simple* lorsque le véhicule ne renferme en dissolution ou ne provient que d'une *seule* substance ; il est *composé* dans le cas contraire. Nous allons passer en revue les principaux types de sirops que l'on peut diviser en deux grands groupes :

1° *Sirops faits de toutes pièces*, c'est-à-dire en dissolvant le sucre dans un véhicule approprié quel que soit, du reste, le mode de préparation employé ;

2° *Sirops obtenus* par addition de la substance médicamenteuse à du sirop de sucre préalablement préparé et qui sert de véhicule au même titre que le julep gommeux sert de véhicule à tout un groupe de potions ; nous commencerons par indiquer la préparation de ce sirop.

*Sirop de sucre* ou *sirop simple*. — On le prépare de deux manières :

*a) A chaud.*

| | |
|---|---|
| Sucre blanc......................... | 170 gr. |
| Eau pure.... ...................... | 100 — |

On fait fondre en chauffant jusqu'à ébullition ; le sirop bouillant doit marquer 1,26 au densimètre. On passe à la chausse ou au filtre.

*b) A froid.*

| | |
|---|---|
| Sucre *très blanc*................... | 180 gr. |
| Eau distillée....................... | 100 — |

On fait dissoudre à *froid* et on filtre au papier ; ce sirop doit marquer 1,32 au densimètre ; il doit être complètement incolore ; le filtre retient la petite quantité d'indigo qui peut se trouver mélangée au sucre ; il sert à la préparation de tous les sirops incolores obtenus par solution. Remarquons que la proportion de sucre, 170 pour 100, est plus faible lorsqu'on opère à chaud, c'est que le sirop se concentre par suite de l'évaporation qu'il éprouve toujours pendant qu'on le chauffe et qu'on le filtre.

## SIROPS SIMPLES

### SIROPS PRÉPARÉS A FROID

1° *Par mélange avec le sirop de sucre*. — On commence par dissoudre la substance qui constitue le principe actif dans un véhicule approprié, *eau* ou *alcool*, mais toujours employé en quantité aussi petite que possible, de manière à ce qu'il n'abaisse pas la densité du sirop lorsqu'on le mélangera avec lui.

A. *Sirops avec substances chimiques.*

### *Sirop de sulfate de strychnine.*

| | |
|---|---|
| Sulfate de strychnine cristallisé. | 0 gr. 05 cent. |
| Eau distillée ................. | 4 — |
| Sirop de sucre préparé à froid.. | 196 — |

20 grammes ou une cuillerée à bouche renferment *cinq milligrammes* de sel de strychnine.

On prépare de même, mais en variant les doses de substance active, les sirops de *sulfate de quinine*, de *chlorhydrate de morphine, iodure de potassium*, etc.

B. Si la substance n'est pas très soluble dans l'eau on peut employer l'alcool comme dissolvant à la condition de ne pas en mettre une quantité trop élevée auquel cas le sirop pourrait cristalliser.

### *Sirop de codéïne.*

| | |
|---|---|
| Codéïne........................ | 2 gr. |
| Alcool à 90°................... | 20 — |
| Sirop de sucre incolore........ | 980 — |

20 grammes renferment 0 gr. 04 centigr. de codéïne.

### Sirop d'éther.

| | |
|---|---|
| Éther officinal...................... | 20 gr. |
| Alcool à 90°...................... | 50 — |
| Sirop de sucre incolore........,... | 700 — |
| Eau distillée. ...................... | 230 — |

mélangez.

C. *Sirops avec extraits.* — La substance active étant toujours colorée, on peut employer le sirop fait à chaud.

### Sirop d'opium. — Sirop thébaïque.

| | |
|---|---|
| Extrait d'opium...................... | 2 gr. |
| Eau distillée...................... | 8 — |
| Sirop de sucre...................... | 990 — |

Faites dissoudre l'extrait dans l'eau distillée et mélangez au sirop qui se trouve renfermer *quatre* centigrammes d'extrait par cuillerée à bouche.

D. *Sirops avec teintures alcooliques.*

### Sirop de belladone.

| | |
|---|---|
| Teinture de Belladone.............. | 75 gr. |
| Sirop de sucre...................... | 925 — |

Mélangez.

On prépare de même les sirop de *jusquiame* de *stramonium* et celui de *digitale* ; mais pour ce dernier on réduit à 25 grammes par kilogramme la proportion de teinture.

Le sirop d'aconit mérite une mention spéciale. Le Codex actuel le fait de la manière suivante :

| | |
|---|---|
| Alcoolature *de racines* d'aconit... | 25 gr. |
| Sirop de sucre...................... | 975 — |

20 grammes ou une cuillerée à bouche renferment 0 gr. 50 centig. d'alcolature de *racines*. Le Codex de 1866 le faisait préparer avec :

Alcoolature de *feuilles* d'aconit...   100 gr.
Sirop de sucre...................   900 —

20 grammes ou une cuillerée à bouche renfermaient 2 gr. d'alcoolature de *feuilles*. Le sirop du Codex actuel est *plus actif;*
2° *Sirops préparés de toutes pièces.*
A. *Avec les eaux distillées.*

### Sirop de fleur d'oranger.

Eau distillée de fleurs d'oranger..   1000 gr.
Sucre très blanc.......... ......   1800 —

On fait dissoudre à froid, en vase clos et en agitant fréquemment; on filtre au papier. On prépare de même les sirops avec les eaux distillées *d'anis, de cannelle, de laurier-cerise* et *de menthe poivrée.*

SIROPS PRÉPARÉS A CHAUD AU BAIN-MARIE

1° *Avec le sirop de sucre* par digestion.

### Sirop de térébenthine.

Térébenthine du sapin argenté..   1000 gr.
Sirop de sucre.................   1000 —

Faites digérer pendant deux heures au bain-marie; remplacez l'eau évaporée et après refroidissement filtrez au papier,
2° *Préparés de toutes pièces.*
A. *Avec des solutions aqueuses.*

### Sirop de gomme.

Gomme arabique lavée...........   1000 gr.
Eau.............................   4300 —
Sucre blanc....................   6700 —

Faites dissoudre la gomme dans l'eau; ajoutez le

sucre et terminez la préparation au bain-marie. On passe au blanchet.

B. *Avec des solutions alcooliques.*

### Sirop d'ipécacuanha.

| | |
|---|---|
| Extrait d'ipécacuanha............ | 10 gr. |
| Alcool à 60°..................... | 30 — |
| Eau... ........................ | 340 — |
| Sucre blanc........ ........... | 650 — |

Faites dissoudre l'extrait dans l'alcool, versez sur le sucre, ajoutez ensuite l'eau et faites dissoudre au bain-marie.

On prépare de même le sirop de *pavots blancs.*

C. *Avec des solutions hydro-alcooliques.* (Vins).

### Sirop de quinquina au vin.

| | |
|---|---|
| Extrait de quinquina jaune...... | 10 gr. |
| Vin de grenache................. | 430 — |
| Sucre blanc..................... | 560 — |

On fait dissoudre l'extrait dans le vin, et dans la solution filtrée on ajoute le sucre ; on chauffe au bain-marie *couvert.*

D. Avec *le vinaigre.*

| | |
|---|---|
| Vinaigre blanc.................. | 1000 gr. |
| Sucre blanc ................... | 1250 — |

Faites dissoudre en vase clos et au bain-marie. Laissez refroidir et passez.

### Sirop de vinaigre framboisé.

| | |
|---|---|
| Sirop de vinaigre............... | 500 gr. |
| Sirop de framboises............ | 500 — |

Mélangez.

E. *Avec les sucs.*

### Sirop de pointes d'asperges.

Suc de pointes d'asperges clarifié
à chaud........................ 1000 gr.
Sucre blanc.................... 1800 —

Opérez par solution au bain-marie couvert.
On prépare de même le sirop de *cresson*.
F. *Par infusion avec un véhicule aqueux.*

### Sirop de violettes.

Pétales de violettes frais et mondés   100 ) gr.
Eau distillée bouillante (environ).    250 ) —

Faites infuser 12 heures, passez avec expression
dans un linge *bien lavé* et ajoutez :

Sucre blanc..................... 3800 gram.

et faites un sirop au bain-marie couvert.
G. *Véhicule hydro-alcoolique par macération.*

### Sirop de safran.

Safran ...........................   25 gr.
Vin de grenache...............   440 —
Sucre blanc....................   560 —

Faites macérer pendant 24 heures le safran dans le
vin, exprimez et lavez avec d'autre vin de manière à
obtenir un poids total de macéré égal à 440 gr. et faites
dissoudre le sucre au bain-marie couvert.
H. *Par infusion.*

### Sirop d'écorce d'oranges amères.

Zestes secs d'oranges amères....   100 gr.
Alcool à 60°................... 100 —
Eau chauffée à 80°.............. 1000 —
Sucre blanc.................... Q S.

On fait macérer pendant 12 heures les zestes dans
l'alcool, on ajoute alors l'eau chauffée à 80° et après

6 heures de contact on passe à la chausse ; on ajoute alors le sucre dans la proportion de 180 gr. pour 100 gr. de colature et on fait un sirop par solution au bain-marie couvert.

On prépare de même le sirop de bourgeons de sapin.

I. *Par digestion.*

### Sirop de baume de tolu.

| | |
|---|---|
| Baume de tolu sec............... | 50 gr. |
| Eau distillée..................... | 1000 — |

Faites deux digestions successives de chacune deux heures avec la moitié de l'eau à chaque fois. Filtrez au papier le digesté *après refroidissement* et faites-y dissoudre au bain-marie couvert 180 gr. de sucre pour 100 parties de véhicule.

### SIROPS PAR COCTION ET CLARIFICATION

1° *Par mélange avec le sirop de sucre.*

### Sirop de guimauve.

| | |
|---|---|
| Racine de guimauve sèche. ..... | 50 gr. |
| Eau............................ | 300 — |
| Sirop de sucre................... | 1500 — |

On coupe la racine en petits morceaux et on la fait macérer 12 heures dans l'eau froide, on passe ce macéré sans expression, on le mélange au sirop de sucre et l'on fait cuire jusqu'à obtention de densité voulue.

### Sirop de ratanhia.

| | |
|---|---|
| Extrait sec de ratanhia........... | 25 gr. |
| Eau............................ | 50 — |
| Sirop de sucre bouillant......... | 975 — |

On verse dans le sirop bouillant le soluté d'extrait

et on continue l'ébullition jusqu'à ce que l'eau en excès soit évaporée.

2° *Sirops obtenus de toutes pièces.*

A. *Avec les sucs de fruits acides.*

### Sirop de cerises.

    Suc de cerises clarifié............  1000 gr.
    Sucre blanc. ...................  Q. S.

On commence par déterminer la densité du suc, puis on cherche dans un tableau spécial inscrit au Codex, la quantité de sucre correspondante à cette densité, qu'il faut ajouter pour obtenir un sirop cuit au point voulu. Cette proportion de sucre est en raison inverse de la densité du suc. Le sirop est ensuite préparé dans une bassine d'argent ou de *cuivre non étamé* et passé au premier bouillon.

On prépare de même les sirops de sucs de *groseilles coings*, *mures*, etc.

Le sirop de nerprun est préparé avec poids égaux d'e *suc* et de *sucre*, on fait bouillir jusqu'à obtention de la densité nécessaire.

B. *Avec des infusés.* Ces sirops sont nombreux.

### Sirop de Capillaire.

    Capillaire du Canada............  100 gr.
    Eau bouillante.................  1500  --
    Sucre.........................  Q. S. —

On fait infuser pendant 6 heures en vase clos et on passe avec expression.

On filtre et on ajoute le sucre dans la proportion de 180 pour 100 d'infusé; on porte à l'ébullition et on passe.

On prépare de même les sirops de *coquelicot, douce-amère, fumeterre, gentiane, pensées sauvages, polygala.*

C. *Avec des digestés.*

### Sirop de Salsepareille.

Racines de salsepareille mondée. 1000 gr.
Eau........................... Q. S.
Sucre blanc................... 2000 —

On fend la salsepareille en petits morceaux et l'on fait deux digestions successives, de 6 heures chacune, avec de l'eau à 80° employée en quantité suffisante pour recouvrir la racine. On laisse déposer séparément chaque liquide, on le passe et on évapore en premier lieu le dernier *digesté :* on y ajoute ensuite le premier (le plus chargé) et on continue l'évaporation jusqu'à ce qu'il ne reste plus que 1600 grammes de liquide que l'on clarifie au blanc d'œuf; on ajoute enfin le sucre et on termine le sirop par coction et clarification.

D. *Avec des décoctés.*

### Sirop de gaïac.

Bois de gaïac râpé............. 300 gr.
Eau .... ...................... Q. S.
Sucre ......................... 1000 —

On fait bouillir pendant une heure le gaïac avec 3000 grammes d'eau, on passe et on procède à une nouvelle décoction semblable à la première. Les deux décoctés sont réunis et concentrés jusqu'à ce qu'ils ne pèsent plus que 600 grammes.

On les filtre au papier *après refroidissement,* on ajoute le sucre et on termine le sirop.

## SIROPS COMPOSÉS

La préparation des sirops composés est exactement la même que celle des sirops simples ; elle est souvent un peu plus compliquée parce qu'on a parfois recours à des opérations variables, suivant la nature des substances qui entrent dans leur composition. Nous ne citerons qu'un seul exemple, la préparation du sirop de Desessartz qui nécessite une *macération*, une *infusion* et une *solution*.

### *Sirop d'Ipécacuanha composé* ou de *Desessartz.*

| | |
|---|---|
| Racine d'ipécacuanha concassée.. | 30 gr. |
| Feuilles de séné................ | 100 — |

Faites macérer pendant 12 heures dans

| | |
|---|---|
| Vin blanc..................... | 750 gr. |

Passez avec expression et filtrez.
Ajoutez au résidu :

| | |
|---|---|
| Serpolet ................ • ....... | 30 gr. |
| Fleurs de coquelicot............ | 125 — |

Et faites infuser pendant 6 heures dans

| | |
|---|---|
| Eau bouillante................ | 3000 gr. |

Passez avec expression.
D'autre part faites dissoudre :

| | |
|---|---|
| Sulfate de Magnésie............ | 100 gr. |
| Eau de fleurs d'oranger......... | 750 — |

Ajoutez cette *solution* à l'*infusé* et filtrez, mélangez ensuite à la liqueur vineuse, et faites un sirop par solution au bain-marie en employant 180 grammes de sucre pour 100 grammes de colature.

### MELLITES, OXYMELLITES.

Les mellites sont des sirops préparés avec du *miel* au lieu de *sucre de canne*. Le véhicule est de nature variable et peut être constitué par des *sucs*, des *infusés*, *décoctés* ou par des *vinaigres médicamenteux*, là préparation, prend alors le nom d'*oxymellites*.

Le miel employé pour la préparation des mellites doit être de bonne qualité, aussi peu coloré et odorant que possible, et presque entièrement soluble dans l'eau. Le miel de Bretagne et le gros miel doivent être rejetés, ils ne servent, du reste, qu'à la préparation des lavements et pour usages vétérinaires.

Le principe sucré du miel est constitué par un mélange de glycose cristallisable (dextrogyre) et de sucre incristallisable (levogyre); il peut donc éprouver facilement la fermentation alcoolique, c'est pourquoi les *mellites* sont plus altérables que les *sirops*.

La préparation des mellites est identique à celle des sirops, mais la proportion du véhicule est bien différente. Le miel en effet, en outre des principes sucrés, renferme beaucoup d'eau, il faut donc ou faire évaporer cette eau par une coction prolongée ou bien se servir de véhicules (infusés ou décoctés) très concentrés et employés en petite quantité par rapport au miel. Les *mellites* doivent être clarifiés avec soin, car le miel renferme toujours de nombreuses impuretés en suspension et de la cire finement émulsionnée; aussi, malgré tout le soin qu'on peut apporter à leur préparation, les mellites sont plus ou moins louches. Leur clarification s'effectue à la pâte de papier et par filtration, soit à la chausse, soit au papier.

Le nombre de mellites est assez restreint :

*Mellite simple.*

Miel blanc...................... 4000 gr.
Eau............................. 1000 —

Faites dissoudre à chaud et portez à l'ébullition ; la densité doit être alors égale à 1,27. On clarifie à la pâte de papier et on passe à la chausse. Ce *mellite*, qu'on désigne parfois sous le nom de *sirop de miel*, correspond au *sirop simple*.

On remarquera que la densité (1,27) est plus élevée que celle des sirops (1,26).

### *Mellite de mercuriale.*

Le Codex de 1866 le faisait préparer avec parties égales *de miel* et de *suc non dépuré de mercuriale*, celui de 1884 fait employer la plante sèche.

                Mercuriale sèche................  125 gr.
                Eau bouillante..................  1000 —
                Miel blanc......................  1000 —

On fait infuser 12 heures, on passe avec expression, on ajoute le miel, et on fait bouillir jusqu'à obtention de densité égale à 1,27. On clarifie au papier et on passe.

Les mellites de *scille* et de *colchique* sont préparés en faisant une infusion concentrée avec 100 grammes de substance sèche dans laquelle on fait ensuite dissoudre 1200 grammes de miel.

*Mellite de roses rouges. — Miel rosat.* — C'est le plus employé de tous les mellites. Le Codex de 1884 a complètement modifié l'ancien procédé de préparation :

        Roses rouges récemment séchées et
            pulvérisées........................  1.000 gr.
        Miel blanc.............................  6.000 —
        Alcool à 30° (environ 5.000 gr.).....  Q. S.

On opère par déplacement de manière à recueillir environ 3 litres de teinture ; on distille cette teinture pour retirer l'alcool, et dans le résidu qui pèse environ 1.500 grammes, on fait fondre le miel. On porte à l'ébullition, on écume et on filtre au papier.

*Oxymellites.* — Ce sont des mellites qui ont pour véhicule le vinaigre ; on les prépare comme les mellites mais on ne les fait pas plus cuire que les sirops ; leur densité à chaud ne doit pas dépasser 1,26.

### *Oxymel simple. — Mellite de vinaigre.*

        Vinaigre blanc........  ............  500 gr.
        Miel ..............................  1.000 —

On clarifie à la pâte de papier et on passe. La préparation doit être faite dans une capsule de porcelaine ou une bassine d'argent.

### *Oxymel scillitique.*

Vinaigre scillitique..................     500 gr.
Miel blanc.......................     2.000 —

Préparez de même l'*oxymel de colchique*; on opère comme pour l'*oxymel simple*.

Les mellites, ainsi que nous l'avons dit, se conservent plus difficilement que les sirops; il faut, en outre des précautions indiquées, les diviser en petites bouteilles dont on cire les bouchons ou que l'on peut conserver d'après la méthode d'Appert.

Les sirops constituent une forme pharmaceutique très employée. Ils permettent de conserver toute l'année les sucs et tous les principes aqueux des plantes; comme préparation magistrale, ils fournissent un mode d'administration agréable de toutes les substances solubles.

Les préparations magistrales à base de sirops s'effectuent par simple mélange dans le flacon, où on les pèse successivement, des *teintures, des alcoolats* et des *substances chimiques* solubles. Dans ce dernier cas, il faut bien veiller à ne pas faire dissoudre ces substances dans une quantité d'eau trop grande et capable de décuire ou d'abaisser la densité du sirop, car il pourrait alors *fermenter* facilement. De même, si l'on mélange une quantité de liquide alcoolique un peu trop considérable, le sirop *cristallisera*.

Le médecin devra, comme pour les potions, bien spécifier la grandeur et le nombre des cuillerées que l'on doit administrer.

# CHAPITRE XIV

TEINTURES ALCOOLIQUES. — ALCOOLATURES. — ALCOO-
LATS. — ALCOOLÉS. — ÉLIXIRS. — TEINTURES ÉTHÉ-

Les teintures alcooliques sont des médicaments liquides constitués par de l'alcool chargé des principes
actifs d'*une* ou de *plusieurs* substances médicamenteuses. Elles sont *simples* dans le premier cas et *composées* dans le second. On les obtient par *solution*, *lixiviation* ou *macération*.

Les *alcoolatures* sont des teintures préparées avec
les plantes *fraîches*.

Les *alcoolats* sont des teintures distillées et par
conséquent ne renferment que des principes *volatils*.

Les *alcoolés* sont des médicaments composés résultant du mélange des teintures avec diverses substances
(sucre, alcoolats, substances chimiques, etc.).

Les *élixirs* résultent du mélange des teintures avec
des alcoolats, des essences et des sirops, etc.; quelquefois les élixirs ne renferment pas de sucre.

Le Codex de 1866 prescrivait l'emploi de l'*alcool de
vin* ou *alcool de Montpellier* pour la préparation des
teintures. Ce choix était justifié parce que à cette époque on pouvait encore trouver dans le commerce de

l'alcool de vin et que, d'un autre côté, les alcools de betteraves, de grains, etc., étaient loin de présenter le degré de pureté qu'ils possèdent aujourd'hui. On trouve, en effet, des alcools de maïs, de riz, de betterave absolument purs, sans saveur ni odeur spéciales et à un degré de concentration beaucoup plus élevé que ne l'était l'alcool de Montpellier; aussi le Codex actuel prescrit-il avec raison, comme alcool officinal, de l'alcool bon goût à 95 degrés centésimaux, sans indication de provenance.

C'est avec cet alcool que l'on prépare les teintures après l'avoir préalablement réduit, c'est-à-dire additionné d'une certaine quantité d'eau. Les auteurs du Codex actuel, comme ceux du précédent, se sont inspirés des travaux de M. Personne pour fixer quels étaient les degrés alcooliques les plus convenables pour la préparation des teintures suivant la nature des substances. Les titres adoptés sont les suivants : 90°, 0° et 60 degrés centésimaux.

L'alcool rectifié marque, avons-nous dit, 95 degrés à l'alcoomètre centésimal de Gay-Lussac (Voir tome I, page 59) il faut le réduire de manière à l'abaisser au titre voulu; on peut effectuer cette opération de deux manières :

1° Au moyen de l'*alcoomètre centésimal*; on ajoute à 'alcool de l'eau distillée en quantité suffisante pour obtenir le titre désiré; il faut tenir compte des corrections relatives à la température ; ces corrections sont indiquées dans des tables jointes à l'instrument et qui se trouvent transcrites dans le Codex ;

2° On peut aussi opérer la réduction par pesée au moyen de tables indiquant la proportion d'eau distillée à ajouter à un alcool d'un titre quelconque pour l'abaisser à un titre inférieur. Ces tables se trouvent également au Codex, nous transcrivons ici les chiffres relatifs à la réduction de l'alcool à 95° et à 90°, les seuls qui nous intéressent.

### *Alcool à 95° centésimaux.*

**927 gr.** d'alcool à 95° mélangés avec 73 gr. d'eau distillée donnent 1.000 gr. d'alcool à 90°.

**796 gr.** d'alcool à 95° mélangés avec 204 gr. d'eau distillée donnent 1.000 gr. d'alcool à 80°.

**564 gr** d'alcool à 95° mélangés avec 436 gr. d'eau distillée donnent 1.000 gr. d'alcool à 60°.

### *Alcool à 90° centésimaux.*

**858 gr.** d'alcool à 90° mélangés avec 142 gr. d'eau distillée donnent 1.000 gr. d'alcool à 80°.

**609 gr.** d'alcool à 90° mélangés avec 391 gr. d'eau distillée donnent 1.000 gr. d'alcool à 60°.

L'*alcool à* 90° est employé pour les solutions de substances chimiques (camphre, iode).

L'*alcool à* 80° pour la préparation des teintures avec les substances riches en matières résineuses ou essentielles (benjoin, tolu, cannelle, girofles, etc.).

L'*alcool à* 60° sert pour toutes les autres substances végétales.

Les matières qui servent à la préparation des *teintures* doivent être bien sèches et ne pas contenir d'eau qui abaisserait le titre de l'alcool ; elles doivent être, suivant leur nature, contusées ou réduites en poudre afin de se laisser imbiber facilement, et céder plus rapidement leurs principes solubles. Le rapport du poids de la plante à celui de l'alcool a été fixé de 1 à 5 avec l'alcool à 60°. On est ainsi dans les meilleures conditions pour épuiser entièrement la plupart des substances médicamenteuses ; il n'y a que peu d'exceptions. Les autres rapports sont ceux de 1 à 10 d'alcool, de 1 à 12 et de 1 à 9. La durée de la préparation varie de 8 à 10 jours.

Le Codex fait préparer les teintures par *solution*, par *macération* et par *lixiviation*. Ce dernier mode de préparation a remplacé la *digestion* qui était autrefois utilisée et présentait l'inconvénient de faire perdre une partie du dissolvant et de fournir par suite des teintures d'activité variable. Nous avons donné antérieurement des détails suffisants sur ces diverses opérations ; nous indiquerons à mesure du besoin les précautions nécessitées par la nature particulière, la volatilité et l'inflammabilité du véhicule.

### TEINTURES SIMPLES ET COMPOSÉES

*Teintures obtenues par solution.* — La préparation de ces teintures ne nécessite aucune manipulation spéciale ; la substance étant entièrement soluble dans l'alcool. On la divise en fragments ou on pulvérise, puis on la met en contact avec l'alcool dans un vase bien bouché ; on agite de temps à autre pour favoriser la dissolution et on filtre.

*Avec l'alcool à 90°.*

*Rapport 1 à 12. Teinture d'iode.*

| | |
|---|---|
| Iode sublimé...................... | 10 gr. |
| Alcool à 90...................... | 120 — |

Faites dissoudre et conservez dans un flacon en verre jaune. L'alcool est à peu près saturé et la dissolution est assez longue à effectuer.

La teinture d'iode doit être préparée par petite quantité et fréquemment renouvelée ; elle s'altère en effet assez facilement et finit par renfermer de l'acide iodhydrique, elle devient alors plus irritante et peut même produire de la vésication. A ce moment elle ne précipite plus lorsqu'on l'étend avec de l'eau, tandis que la teinture d'iode récente et non altérée laisse immédiatement déposer de l'iode sous forme pulvérulente.

*Rapport 1 à 9. Teinture de camphre concentrée. Alcool camphré.*

Camphre.......................... 100 gr.
Alcool à 90°..................... 900 —

Faites dissoudre et filtrez.

Avec l'alcool à 90° on prépare encore les *teintures d'essences* ou *esprits* qui remplacent les *alcoolats simples du Codex de 1866.*

*Teinture d'essence de menthe.*

Huile volatile de menthe poivrée.... 20 gr.
Alcool à 90°... .................... 980 —

Faites dissoudre et filtrez.

On prépare de la même manière les teintures *d'anis, de citron, d'oranges,* etc., etc.

La *teinture d'essence de citrons composée* ou *eau de Cologne* est également préparée par simple solution d'essences dans l'alcool à 90°.

*Avec l'alcool à 60°*

*Teinture de camphre faible. Eau-de-vie camphrée.*

Camphre........................... 100 gr.
Alcool à 60° ..................... 3900 —

Faites dissoudre et filtrez.

Pour distinguer l'eau-de-vie de l'alcool camphré on la colore souvent en jaune avec une petite quantité de caramel ; mais le Codex ne prescrit pas cette addition.

On obtient la *teinture de savon* en dissolvant 100 grammes de savon médicinal râpé et desséché dans 500 grammes d'alcool à 60°.

La teinture *d'extrait d'opium* est préparée en dissolvant 10 grammes d'extrait d'opium dans 120 grammes d'alcool à 60°.

1 gr. 20 de cette teinture contient 0,10 d'extrait d'opium.

6 gouttes représentent environ *un* centigramme d'extrait.

*Teintures obtenues par macération et lixiviation.* — Ce groupe comprend toutes les autres teintures *simples* ou *composées*. Le Codex les fait préparer par *macération*, en indiquant que l'on peut remplacer la *macération* par la *lixiviation* toutes les fois que cela est *opportun* et *applicable*. La *lixiviation* appliquée aux teintures, présente sur la *macération* les avantages suivants : elle abrège la durée de l'opération et permet de retirer 5 parties de teinture pour une partie de substance; mais pour que la lixiviation soit applicable, il faut que la substance ne soit pas spongieuse et qu'elle puisse être réduite en poudre assez fine, et enfin qu'elle ne soit pas susceptible de trop se gonfler par suite de son contact avec l'alcool. Voici le *modus operandi* conseillé par le Codex. La substance réduite en poudre demi-fine, est introduite dans un appareil à déplacement dont le diamètre doit être assez faible relativement à la hauteur. Cet appareil peut être clos à la partie supérieure et sa douille munie d'un robinet, s'engage dans un récipient également fermé. On place dans la douille un tampon de charpie, puis la poudre modérément tassée et on la recouvre avec une rondelle d'étoffe ou un diaphragme en toile métallique. On verse alors assez d'alcool à 60° pour imbiber complètement la poudre et on laisse en contact pendant 24 heures ; on ajoute alors une nouvelle quantité d'alcool en même temps qu'on ouvre le robinet pour permettre à l'alcool saturé de s'écouler lentement ; on continue jusqu'à ce que l'on ait recueilli un poids de teinture égal à 5 fois celui de la substance employée. On mélange et on filtre.

*Avec l'alcool à 80°.* L'alcool à 90° n'est pas employé pour la préparation de ce groupe de teinture ; le degré le plus élevé est de 80° degrés centésimaux ; il est suffisant pour dissoudre tous les principes résineux ou essentiels des plantes. On doit opérer par *macération*, le déplacement ne convient pas.

*Rapport de la substance à l'alcool = 1 à 5.*

### Teinture de noix vomique.

| | |
|---|---|
| Noix vomiques rapées................ | 100 gr. |
| Alcool à 80°................. ......... | 500 — |

Laissez macérer 8 jours en vase clos en agitant de temps à autre ; on passe avec expression et on filtre ; on retire environ 400 grammes de teinture, la perte est variable suivant la nature de la substance. On prépare de la même manière les teintures de *baume de tolu, cannelle, cubèbes, eucalyptus, iris, oranges amères, polygala, resine de gaïac, scammonée, etc.*

*Rapport de la substance à l'alcool = 1 à 10*

### Teinture de safran.

| | |
|---|---|
| Safran incisé.................... .. | 10 gr. |
| Alcool à 80°.................... .... | 100 — |

On laisse macérer en vase clos pendant 10 jours, on agite de temps en temps, on passe avec expression et on filtre.

Les teintures de *cantharides, castoreum, musc* et *vanille* sont préparées de la même manière.

*Teinture balsamique. Baume du commandeur de Permes.*

| | |
|---|---|
| Racines d'angélique................ | 10 gr. |
| Sommités fleuries de millepertuis... | 20 — |
| Alcool à 80°...................... | 720 — |

Faites macérer 8 jours en vase clos ; exprimez et filtrez.

Ajoutez alors au liquide :

| | |
|---|---|
| Aloès......... . ... ....... | 10 gr |
| Myrrhe... . ..... . ....... . | 10 — |
| Encens ....... . ...... .... .. . | 10 — |
| Baume de Tolu........ ... . ... | 60 — |
| Benjoin ...... .. .............. | 60 — |

Faites encore macérer 8 jours en vase clos; filtrez.
*Avec l'alcool à* 60°.

*Rapport de la substance à l'alcool* 1 *à* 5. Ce groupe est le plus nombreux.

On peut opérer par *macération* ou par *lixiviation*.

### Teinture de quinquina.

| | |
|---|---|
| Quinquina jaune en poudre grossière. | 100 gr. |
| Alcool à 60°..................... | 500 — |

Faites macérer 10 jours en vase clos, agitez de temps en temps, passez avec expression et filtrez.

On peut aussi opérer par *lixiviation*.

On prépare de la même manière les teintures *d'aconit, arnica, belladone, ciguë, colombo, digitale, gentiane, quassia, ratanhia, rhubarbe, valériane, etc., etc.*

La plupart des *teintures composées* doivent être préparées de la même manière, mais il faut presque toujours opérer par *macération*.

Parmi les plus employées citons :
*la teinture d'absinthe composée* ou *élixir de Stougthon*.

| | |
|---|---|
| Sommités d'absinthe............... | 25 gr. |
| — de chamœdrys.. ....... | 25 — |
| Racine de gentiane............ ... | 25 — |
| — de rhubarbe........ ... ... . | 25 — |
| Zestes d'oranges amères.......,..... | 25 — |

Aloès . . . . . . . . . . . . . .  · . . . . . . . . . . .  ·       5 gr.
Cascarille . . . . . . . . . . . . . . . . . · . . . . . . · ·       5 —
Alcool à 60° . . . · . . . . . . . . . . . . . . . . . .     10l0 —

On fait macérer 10 jours en vase clos et on passe
avec expression.

*Teinture de gentianc alcaline. Elixir de Peyrilhe.*

Gentiane grossièrement pulvérisée . .     100 gr.
Carbonate de soude cristallisé . . . . . .      30 —
Alcool à 60° . . . . . . . . . . . . . . . . . . . . . .     3000 —

Faites macérer 10 jours en vase clos, passez avec
expression et filtrez.

*Teinture de Jalap composée. Eau-de-vie allemande.*

Racine de jalap . . . . . . . . . . . . . . . . . . . . .     80 gr.
  — de turbith . . . · . . . . . . . . . . . . . . .     10 —
Scammonée d'Alep . . . . . . · . . . . . . . .     20 —
Alcool à 60° . . . . . . . . . . . . . . . . . . . . . . . .    960 —

Faite smacérer 10 jours en vase clos; filtrez.

*Teinture de raifort composée. Tcinture antiscorbutique.*

Racine fraîche de raifort . . . . . . . . . . .     200 gr.
Semences de moutarde noire . . . . . . .     100 —
Chlorhydrate d'ammoniaque . . . . . . .      50 —
Alcool à 60° . . . . . . . . . . . . . . . . . . . . . . . .    400 —
Alcoolat de cochléaria composé . . . . .    400 —

Faites macérer pendant 10 jours, en vase clos, les
substances convenablement divisées, passez avec expression et filtrez.


## Alcoolatures.

Les alcoolatures sont des teintures préparées avec
les plantes fraîches dont les propriétés peuvent être
modifiées par dessication.

Il n'existe qu'un seul mode de préparation pour les

alcoolatures, il consiste à contuser la plante et à la laisser pendant dix jours en contact avec poids égal d'alcool à 90°. On agite de temps à autre, on passe avec expression et on filtre.

On emploie l'alcool à 90° parce que l'eau de végétation contenue dans la plante en abaisse toujours le degré. Les alcoolatures les plus employées sont celles d'*aconit* (feuilles et racines), de *belladone* (feuilles et racines), *ciguë*, *colchique*, *digitale*, etc.

Comme on le voit le Codex inscrit :

*Deux alcoolatures d'aconit.*

L'acoolature de *feuilles* (cueillies au moment de la floraison).

L'alcoolature de *racines* (récoltées après la floraison).

*Deux teintures d'aconit.*

La teinture de *feuilles.*
La teinture de *racines.*

Soit en tout quatre préparations alcooliques ; il ne faut pas oublier que les préparations de racines sont beaucoup plus actives (6 à 10 fois, que celles de feuilles.

En cas de non indication, le pharmacien doit délivrer ces dernières.

On emploie l'alcool à 80° pour la préparation de quelques alcoolatures de substances peu aqueuses par exemple les zestes d'hespéridées.

| | |
|---|---|
| Zestes frais de citrons ou d'oranges. | 1 partie. |
| Alcool à 80...................... | 2  — |

Faites macérer 8 jours, passez avec expression et filtrez.

On prépare également avec l'alcool à 80° l'*alcoolature vulnéraire rouge.*

## Alcoolats.

Les alcoolats sont des liqueurs alcooliques chargées par distillation des principes *volatils* des plantes. On prépare une teinture que l'on distille ensuite. Les alcoolats sont par conséquent tous incolores et volatils sans résidu. Ils sont *simples* ou *composés* suivant qu'ils proviennent de la distillation de l'alcool sur *une* ou *plusieurs sub·tances* médicamenteuses. Les substances employées peuvent être *fraîches* ou *sèches*, être constituées par des huiles essentielles ou des sels minéraux. Toutes ces substances seront finement divisées, et avant de procéder à la distillation on les laisse, pendant un certain temps (4 à 6 jours), en contact avec l'alcool afin qu'elles puissent être bien pénétrées par ce véhicule et lui céder tous leurs principes solubles.

Les alcoolats sont, comme les teintures, préparées avec de l'alcool à divers degrés de concentration; 90°, 80° et 60° centésimaux.

On doit distiller au bain-marie et recueillir toute la partie spiritueuse lorsqu'il s'agit d'un *alcoolat simple*, la proportion à recueillir varie des 3/4 aux 4/5 lorsqu'il s'agit d'un *alcoolat composé.*

Les *alcoolats*, bien que beaucoup plus chargés en *essences* que les eaux distillées correspondantes, présentent une odeur plus faible, mais qui se développe lorsqu'on les étend d'eau, l'essence est le plus souvent précipitée et le mélange devient plus ou moins opaque.

La conservation des alcoolats (sauf de rares exceptions) est indéfinie comme celle des teintures.

Le Codex de 1884 a supprimé tous les *alcoolats simples)* et les a remplacés par les *teintures d'essences* (Voir page 145). Nous n'avons donc à nous occuper que des *alcoolats composés* qui sont nombreux et qu'on désigne parfois sous les noms d'*esprits, baumes, essences, élixirs, gouttes,* etc.

### ALCOOLATS COMPOSÉS

*Préparés avec l'alcool à* 90°. Le nouveau Codex n'en mentionne aucun.

L'*alcoolat de citrons composé* ou *eau de Cologne* qui était autrefois préparé par distillation avec l'alcool à 90° est remplacé par une teinture d'essences (Voir page 145).

*Préparés avec l'alcool à* 80°. L'alcool à 80° sert à la préparation de presque tous les alcoolats inscrits au Codex. Les plus employés sont les suivants;

#### *Alcoolat de cochléaria composé.*

| | |
|---|---|
| Feuilles fraîches de cochléaria. ... | 3.000 gr. |
| Racine fraîche de raifort........... | 400 — |
| Alcool à 80°....................... | 3.500 — |

Triturez les plantes et, après deux jours de macération, distillez au bain-marie de manière à recueillir 3.000 grammes d'alcoolat.

#### *Alcoolat où baume de Fioravanti.*

| | |
|---|---|
| Térébenthine du melèze.......... | 500 gr. |
| Résine élémi, tacamaque, succin, styrax liquide, galbanum, myrrhe, baies de laurier........ .... | *áá* 100 gr. |
| Aloès, galanga, gingembre, zédoaire, cannelle, girofles, muscades, dictame de Crète............ ...... | *áá* 50 gr. |
| Alcool à 80°....................... | 3 000 |

Laissez macérer quatre jours les substances végétales dans la totalité de l'alcool, ajoutez ensuite les autres ; prolongez encore le contact pendant deux

jours et distillez au bain-marie de manière à recueillir
2.500 grammes d'alcoolat.

### Alcoolat de Garus.

| | |
|---|---|
| Myrrhe ... . ..................... | 2 gr. |
| Aloès ...... ..................... | 5 — |
| Girofles.... .............. ...... | 5 — |
| Safran ...........  .. ........... | 5 — |
| Muscades ................,........ | 10 — |
| Cannelle de Ceylan................ | 20 — |
| Alcool à 80°...... .... .......... | 5.000 -- |

Filtrez après quatre jours de macération dans l'alcool; ajoutez un litre d'eau et distillez au bain-marie
pour obtenir 4 kil. 500 grammes d'alcoolat.

### Alcoolat de mélisse composé. — Eau de mélisse des Carmes.

| | |
|---|---|
| Mélisse fraîche en fleurs........ .. | 900 gr. |
| Zestes frais de citrons....... ..... | 150 — |
| Cannelle de Ceylan .............. | 80 — |
| Girofles........................ | 80 — |
| Muscades. .... ...........  .. .... | 80 — |
| Coriandre ...................... ... | 40 — |
| Racine d'angélique......... ..... | 40 — |
| Alcool à 80°........ ... .......... | 5.000 — |

Après quatre jours de macération, distillez au bain-
marie pour retirer 4 kil. 250 grammes d'alcoolat.

En ajoutant à cet alcoolat 5 gr. pour 1.000 grammes
de teinture de safran, on obtient l'eau de *mélisse jaune.*

*Préparé avec l'alcool à* 60° :

*Alcoolat vulnéraire, eau vulnéraire spiritueuse.* — On
fait macérer pendant six jours dans 4.500 grammes
d'alcool à 60°, 100 grammes de chacune des plantes
suivantes : Feuilles fraîches d'*absinthe,* d'*angélique,*
*basilic, calament, fenouil, hysope, marjolaine, mélisse,*
*menthe poivrée, origan, romarin, rue, sarriette, sauge,*

*serpolet*, *thym*, *millepertuis*, *lavande* ; et on distille pour recueillir 3.000 grammes d'alcoolat.

Tous les alcoolats présentent, comme les hydrolats, au moment de leur préparation un goût spécial, peu agréable, qu'on désigne sous le nom de *goût de feu* et qui disparait peu à peu. On ne doit, à cause de cela, ne les employer que cinq ou six mois après leur préparation.

## Alcoolés.

Les alcoolés ne forment plus au Codex un groupe spécial, ils sont répartis dans les divers autres: *teintures*, *alcoolatures*, *élixirs*, etc. Ce sont des médicaments composés à base d'*alcool* associé, soit avec du *sucre*, des *sels métalliques*, des *acides*, des *alcalis* ou un mélange de ces divers corps.

On les divisait en alcoolés *sucrés*, *acides*, *ammoniacaux* et *métalliques*.

*Alcoolés sucrés*. — Ils constituent les préparations qu'on désigne habituellement sous le nom de *liqueurs de table*, *ratafias*, *crèmes*, etc. La proportion de sucre qu'ils renferment est moins élevée que dans les sirops et ne sert qu'à leur communiquer une saveur agréable ; leur conservation est suffisamment assurée par l'alcool. Cet alcool est constitué par des teintures ou des alcoolats souvent additionnés d'huiles essentielles. Les alcoolés sucrés sont le plus souvent colorés en *jaune* ou en *vert*.

*Alcoolés acides*. — Ils résultent du mélange d'un acide et d'un alcool; leur préparation est très simple, mais ils éprouvent ensuite des transformations chimiques qui modifient profondément leur constitution.

*Acide azotique alcoolisé. — Esprit de nitre dulcifié.*

    Acide azotique officinal..............    78 gr.
    Eau distillée..... ..................    22 —
    Alcool à 90°...... ..................    300 —

Le mélange étant effectué avec précaution on laisse le flacon débouché pendant plusieurs jours afin de permettre le départ des gaz qui se dégagent pendant la réaction.

*Acide sulfurique alcoolisé. — Eau de Rabel.*

    Acide sulfurique officinal............    100 gr.
    Alcool à 90°........ .... ...........    300 —
    Pétales de coquelicots...............    4 —

On opère avec précaution le mélange d'acool et d'acide ; lorsqu'il est refroidi on ajoute les pétales de coquelicots et on filtre après quatre jours de macération.

L'étude des transformations chimiques qui s'accomplissent dans ces deux alcoolés ne peut trouver place ici.

*Alcoolés ammoniacaux.* — Ce sont des alcoolés dans les formules desquels il entre de l'*ammoniaque*. Citons l'*alcoolat aromatique ammoniacal* et l'*élixir parégorique d'Edimbourg* ou :

*Teinture ammoniacale d'opium.*

    Opium............................    8 gr.
    Safran ...........................    12 —
    Acide benzoïque...................    12 —
    Essence d'anis....................    2 —
    Ammoniaque liquide.. ............    150 —
    Alcool à 80°... .................    330 —

Filtrez après huit jours de macération. Cinq grammes renferment *huit* centigrammes d'opium ou *quatre* centigrammes d'extrait.

*Alcoolés métalliques.* — Ils sont constitués par des teintures dans la composition desquelles il entre des sels métalliques. Citons :

La *teinture de Mars tartarisée*, excellente préparation ferrugineuse qui ne figure plus au Codex actuel. On l'obtient en faisant bouillir, dans trois litres d'eau, 100 grammes de limaille de fer pulvérisée avec 250 grammes de crème de tartre. On entretient l'ébullition pendant deux heures en remplaçant l'eau au fur et à mesure qu'elle s'évapore. Après repos et filtration, on évapore le liquide jusqu'à ce que sa densité soit devenue égale à 1,28, on ajoute 50 grammes d'alcool à 90° et on filtre.

Un autre alcoolé métallique, autrefois très célèbre et très employé, est la *teinture éthérée de perchlorure de fer* ou *teinture de Bestuchef*, dont le véhicule est un mélange à parties égales d'alcool à 90° et d'éther, la liqueur d'Hoffmann. On l'obtient en dissolvant 1 gramme de perchlorure de fer sec dans 7 grammes de liqueur d'Hoffmann. Cette teinture a, jadis, joui d'une grande vogue ; elle est intéressante à cause des changements qui s'effectuent dans sa *composition*, son *odeur* et sa *couleur*. Au moment de sa préparation, elle présente une belle couleur *jaune* due au *perchlorure de fer* ; si on l'expose à la lumière elle devient incolore, car le *perchlorure* se réduit en *proto-chlorure* et en *acide chlorhydrique*. La liqueur *incolore* conservée à l'obscurité reprend peu à peu sa couleur *jaune*, le *perchlorure de fer* est reconstitué.

## Élixirs.

Les *élixirs* sont généralement des préparations qui résultent du mélange de sirops avec les alcools ou les teintures. Parfois, le sirop fait défaut et nous trouvons dans la formule des *eaux* distillées, des *extraits*, des *sels chimiques*; la présence de l'alcool est généralement constante.

La préparation des élixirs comprend deux phases. On prépare d'abord les alcoolats ou les teintures ; puis, on les mélange à du sirop préalablement préparé ou que l'on obtient en faisant dissoudre directement le sucre dans l'alcoolat convenablement réduit.

*Élixirs non sucrés.*

### *Elixir dentifrice* ou *eau dentifrice, dite de Botot.*

On l'obtient par simple mélange d'huiles essentielles et de teintures avec de l'alcool à 80°.

L'*élixir de longue vie* n'est autre chose que de la *teinture d'aloès composée.*

### *Elixir parégorique* (de Dublin). — *Teinture d'opium camphrée.*

| | |
|---|---|
| Extrait d'opium........ ........ .... | 3 gr. |
| Acide benzoïque......... ... ... .... | 3 — |
| Huile volatile d'anis ..... .. ... .. | 3 — |
| Camphre. .. ... . .......... . ... | 2 — |
| Alcool à 60· ........ ... ... . . ... | 650 — |

Filtrez après huit jours de macération en vase clos.

*Dix* grammes renferment *cinq centigrammes* d'extrait d'opium.

*Elixirs sucrés.*

### *Elixir de pepsine* (Codex 1884).

| | |
|---|---|
| Pepsine médicinale en poudre., ..... | 50 gr. |
| Ou pepsine extractive... ....... ..... | 20 — |
| Eau distillée........ .. ...... .... | 450 — |
| Alcool à 80°.......... ...... ·. .... | 150 — |
| Sirop simple.................... | 400 — |
| Essence de menthe ou autre Q. S. pour aromatiser. | |

Délayez la pepsine dans l'eau, mélangez au sirop

puis ajoutez l'alcool contenant l'essence ; filtrez après 24 heures de contact.

Cette formule est loin d'être aussi bonne que celle de Mialhe (au vin de Lunel).

*Elixir de Garus.* — Cette préparation dont la saveur est fort agréable constitue plutôt une liqueur de table qu'un médicament. On l'obtient en faisant macérer pendant deux jours 1 gramme de vanille et 0 gr. 50 de safran dans 1000 gr. d'alcoolat de Garus (page 153).

On fait d'autre part une infusion de 20 gr. de capillaire du Canada dans 500 gr. d'eau bouillante ; après refroidissement on ajoute 200 gr. d'eau distillée de fleurs d'oranger et on fait fondre à froid 1000 grammes de sucre. On mélange le sirop ainsi obtenu avec l'alcoolat aromatique et on filtre.

## Teintures éthérées ou éthérolés.

Ce sont des médicaments analogues aux teintures *alcooliques* mais préparés avec de *l'éther*. Le véhicule employé n'est pas l'éther officinal (D = 0.736) il serait trop volatil. Le Codex prescrit l'emploi d'un mélange *d'éther* et *d'alcool* à 90° dont la densité est égale à 0.758 ; on l'obtient avec :

Ether officinal à 0.736............ 700 parties.
Alcool à 90°...................... 300 —

On prépare les teintures éthérées soit par *macération* soit par *lixiviation*.

1° On emploie la macération pour les substances résineuses ; la proportion est de 1 partie de substance pour 5 parties de véhicule.

### *Teinture éthérée d'asa fœtida.*

Asa fœtida......................... 100 gr.
Ether à 0.758.. .................... 500 —

Faites macérer 10 jours en vase clos et filtrez dans un entonnoir couvert. On prépare de même toutes les teintures éthérées de résines et de gommes résines.

Cependant la teinture éthérée de castoréum est à 1/11, celle de camphre à 1/10 ;

2° Toutes les teintures éthérées de plantes sont préparées par *lixiviation*.

### *Teinture éthérée de digitale.*

Digitale en poudre fine............. 100 gr.
Ether à 0.758..................... 500 —

On opère dans un appareil à déplacement en verre bouché à l'émeri, dont la douille est munie d'un robinet et s'ajuste également à l'émeri sur une carafe spéciale ; la poudre est modérément tassée et recouverte d'une rondelle de papier ; on la mouille avec une quantité suffisante d'éther puis on ferme l'appareil et on laisse en contact pendant douze heures. On procède alors au déplacement jusqu'à ce qu'on ait recueilli 500 grammes d'*éthérolé*. On peut terminer le déplacement de l'éther avec l'eau. On prépare de la même manière les teintures éthérées de *belladone*, *ciguë*, *jusquiame* et *valériane*.

On prépare également par lixiviation la teinture éthérée de cantharides.

Cantharides en poudre grossière..... 10 gr.
Ether acétique..................... 100 —

Les proportions sont modifiées et l'on emploie comme véhicule l'*éther acétique* qui est le véritable dissolvant de la *cantharidine*.

# CHAPITRE XV

## TISANES ET LIMONADES. — (ESPÈCES MÉDICAMENTEUSES). APOZÊMES

Les *tisanes* sont des liquides aqueux, très peu chargés de principes médicamenteux et destinés à servir de *boisson habituelle au malade*. On peut, à volonté, les édulcorer avec du sucre, du miel ou des sirops.

Les tisanes sont *simples* ou *composées* suivant qu'elles proviennent de l'action de l'eau sur une ou plusieurs substances. Ces substances sont presque toujours d'origine végétale.

### Espèces.

Le mélange de plantes ou de parties de plantes qui sert à la préparation des tisanes composées est désigné sous le nom *d'espèces*. Ce mélange renferme parfois des substances minérales.

Les espèces servent à préparer non seulement les infusions ou décoctions pour les *tisanes*, mais encore celles qui sont utilisées pour les *bains, lotions* ou *fumigations*. Les substances qui entrent dans la composition des espèces doivent être sèches, mondées et divisées en fragments de grosseur uniforme afin que le mélange puisse être aussi homogène que possible. Ce mélange est toujours fait à *poids égaux* pour toutes les substances.

Les espèces le plus habituellement employées sont les suivantes :

### *Espèces aromatiques.*

Feuilles et sommités *d'absinthe, d'hysope, menthe poivrée, origan, romarin, sauge* et *serpolet.*

### *Espèces diurétiques.*

Racines *d'ache, asperges, fenouil, persil, petit-houx.*

### *Espèces pectorales* (avec les fleurs).

Fleurs de *bouillon blanc, coquelicots, guimauve, mauve, pied de chat, tussilage, violettes.*

### *Espèces pectorales* (avec les fruits).

*Dattes, figues, jujubes, raisins de Corinthe.*

### *Espèces purgatives. Thé de Saint-Germain.*

| | |
|---|---|
| Feuilles de séné... .............. | 2 gr. |
| Fleurs de sureau................. | 1 — |
| Semences d'anis............. .. | 1 — |
| — de fenouil.............. | 0 — 50 |
| Bitartrate de potasse............. | 0 — 50 |

pour une tasse d'eau bouillante.

### TISANES

Les espèces servent à la préparation des tisanes composées.

La préparation des tisanes est toujours confiée à la garde-malade, il n'y a d'exception que pour certaines tisanes très actives ; celle de *digitale,* par exemple, doit toujours être préparée par le pharmacien.

La préparation des tisanes est très simple, elle nécessite cependant un certain nombre de précautions que nous ne jugeons pas inutile de rappeler, elles sont relatives au choix du *vase* et à celui de *l'eau* (Voir page 35, tome I).

Le Codex de 1884 fait préparer toutes les tisanes avec de l'eau distillée, il y a évidemment là une exagération non justifiée, il suffit d'employer de *l'eau limpide, ayant bon goût* et *non calcaire*. Les divers modes de préparation ont été indiqués, ils nous serviront à classer les tisanes.

TISANES OBTENUES PAR SOLUTION. — Ce mode d'obtention des tisanes est assez restreint ; il est utilisé pour : 1° les sels et substances chimiques, *crème de tartre*, etc. ; 2° quelques produits végétaux, *gomme, miel*, etc. Il suffit de mettre la substance en contact avec la quantité d'eau prescrite ; on favorise la dissolution par agitation et au besoin par une légère élévation de température.

### Tisane de gomme.

| | |
|---|---|
| Gomme arabique concassée.......... | 20 gr. |
| Eau froide............................. | 1000 — |

### Eau ou tisane albumineuse.

Nous en avons déjà parlé (Voir page 18).

### Tisane ou limonade de crème de tartre.

| | |
|---|---|
| Crème de tartre soluble............... | 20 gr. |
| Eau.................................... | 1000 — |
| Ad libit., sirop simple............... | 60 — |

*Limonades.* — Les tisanes obtenues par solution de substances chimiques et sucrées, ou bien par mélange de sirop médicamenteux avec de l'eau sont désignées sous le nom de limonades. D'une manière générale la *limonade* est *édulcorée*, c'est ce qui la différencie des tisanes qui, normalement, ne le sont pas.

### *Limonade citrique.*

| | |
|---|---|
| Sirop d'acide citrique aromatisé au citron ou à l'orange................ | 100 gr. |
| Eau.................................... | 900 — |

On prépare de même les limonades *tartrique* et celles avec les sirops de *cerises*, *groseilles* ou *framboises*.

### *Limonade sulfurique.*

| | |
|---|---|
| Acide sulfurique...................... | 2 gr. |
| Eau distillée.......................... | 875 — |
| Sirop de sucre....................... | 125 — |

On prépare de même les limonades *azotique*, *chlorhydrique*, *sulfurique*.

La *limonade commune* ou *limonade au citron* peut être préparée de deux manières.

1° *Limonade crue.*

| | |
|---|---|
| Citron n° 1. ......................... | |
| Sirop simple.......................... | 60 gr. |
| Eau....................................... | 1000 — |

On coupe le citron en deux parties (en long), on enlève les semences et on exprime le jus que l'on mélange avec l'eau, on passe et on ajoute le sirop;

2° *Limonade cuite.*

| | |
|---|---|
| Citrons n° 2........................... | |
| Eau bouillante. .....................; | 1000 gr. |
| Sucre en morceaux.................. | 70 — |

On frotte le zeste des citrons avec le sucre pour en détacher toute la partie aromatique; on exprime ensuite le jus sur lequel on verse l'eau bouillante, puis on fait dissoudre le sucre aromatisé ; on passe après une demi-heure de contact.

### *Limonade gazeuse* (simple).

On verse dans une bouteille 80 grammes de sirop de limons et on achève de remplir avec de l'eau gazeuse (Voir eaux gazeuses, page 17).

La dénomination de *limonade* est encore appliquée à des préparations purgatives qui n'ont rien de commun avec les tisanes.

### *Limonade purgative au citrate de magnésie.*

| | |
|---|---|
| Acide citrique.................... | 30 gr. |
| Carbonate de magnésie............. | 18 — |
| Eau............................... | 200 — |
| Sirop de sucre.................... | 100 — |
| Alcoolature de zestes de citron...... | 1 — |

On fait dissoudre l'acide dans l'eau et on le fait réagir sur le carbonate de magnésie ; on filtre et on ajoute le sirop préalablement mélangé avec l'alcoolature de citron.

Lorsque l'on veut gazéifier la préparation on remplace 2 grammes de carbonate de magnésie par 4 grammes de bicarbonate de soude que l'on introduit dans la bouteille au moment de la boucher. Le gaz qui prend naissance se dissout au fur et à mesure dans le liquide .

Voici les proportions de substances à employer pour donner des limonades moins actives :

| | | | |
|---|---|---|---|
| Acide citrique.................... | 30 gr. | 24 gr. | 18 gr. |
| Carbonate de magnésie............. | 18 — | 14,5 | 11 — |
| Poids du sel purgatif obtenu...... | 50 — | 40 gr. | 30 — |

On obtient une limonade purgative beaucoup plus agréable avec la formule suivante :

| | |
|---|---|
| Acide citrique...................... | 30 gr. |
| Carbonate de magnésie............ | 18 — |
| Eau........................... ... | 150 — |
| Sirop de cerises.................. | 30 — |

Il ne faut pas gazéifier ; on prend en une seule fois ou en deux ; mais à cinq minutes d'intervalle.

TISANES OBTENUES PAR MACÉRATION. — (Voir page 34, tome I). Ces tisanes sont peu nombreuses ; ce mode de préparation présente en effet l'inconvénient d'exiger un temps considérable (4 à 12 heures) et n'est applicable qu'aux substances qui présentent une saveur très prononcée, par exemple aux substances amères, telles que la gentiane, le quassia, simarouba.

### Tisane de gentiane.

| | |
|---|---|
| Racine de gentiane incisée.......... | 5 gr. |
| Eau froide....................... | 100 — |

Faites macérer 4 heures.

La macération *de quinquina* exige 12 heures, celle *de digitale* de 6 à 12 heures ; les doses varient suivant indication.

### Tisane de réglisse.

| | |
|---|---|
| Réglisse ratissée et coupée.......... | 10 gr. |
| Eau froide....................... | 1000 — |

Faites macérer 6 heures. La tisane ainsi préparée présente une saveur sucrée très agréable. Le principe *âcre* de la réglisse n'étant pas dissous par l'eau froide.

TISANES OBTENUES PAR INFUSION. — Ce mode de préparation (Voir page 38 tome I) est le plus employé. Le Codex fait laisser en *contact une demi-heure*, en employant de 5 à 10 grammes de substance pour un litre d'eau.

5 pour 1.000 pour les *feuilles* d'oranger, d'absinthe, hysope, mélisse, menthe ; les *fleurs* d'arnica, bourrache, camomille, coquelicots, sureau.

10 pour 1.000 pour les *feuilles* d'armoise, chicorée eucalyptus, fumeterre, lierre-terrestre, pariétaire, saponaire, thé; *fleurs* de guimauve, houblon, mauve, tilleul, roses, violettes; *fruits et racines*, anis, guimauve, polygala, valériane.

Pour certaines substances dont le tissu est compact et se laisse pénétrer moins facilement par l'eau, il faut prolonger le contact pendant *deux heures*; on emploie 20 grammes pour 1.000.

*Racines*: asperges, aunée, bardane, consoude, fraisier, patience, ratanhia.

*Bourgeons* de sapin.

*Tiges* et *écorces*: douce-amère, ratanhia.

La tisane de pulpes de tamarin et de casse (20 pour 1.000) n'exige qu'une heure d'infusion.

### TISANES OBTENUES PAR DIGESTION.

Salsepareille fendue et coupée.......     50 gr.
Eau environ.........................   1.200 —

Faites *macérer* pendant *deux* heures; puis, faites chauffer et au moment où l'ébullition va commencer, retirez du feu et laissez digérer pendant *deux* heures; on obtient un litre de tisane.

TISANES OBTENUES PAR DÉCOCTION ET RÉDUCTION. — Ce mode de préparation est réservé aux substances *mucilagineuses* ou *amylacées* dont le principe actif ne peut être extrait autrement. Il faut toujours employer une quantité d'eau supérieure à la quantité de tisane que l'on veut obtenir; car cette eau s'évapore et cela d'autant plus que l'ébullition sera prolongée plus longtemps; si cela est nécessaire, on ajoute de l'eau pendant la préparation, mais cette eau doit être chaude afin que l'ébullition ne soit pas interrompue.

On prépare ainsi les tisanes suivantes:

Ébullition de 10 min. Tisane de carragaheen....... 5 gr. p. 1.000
— 30 — de chiendent et canne
de Provence....... 20 — 1.000
— 30 — de fruits pectoraux.. 50 — 1.000
— 60 — de gayac............. 50 — 1.000

On prépare la tisane d'*orge*, de *gruau*, de *riz* (20 gr. pour 1,000) en prolongeant l'ébullition jusqu'à ce que ces semences soient entièrement cuites et s'écrasent facilement sous une légère pression. On passe à travers une étamine peu serrée.

La préparation des *tisanes composées*, faites avec les *espèces*, s'effectue de la même manière, mais on est parfois obligé d'employer successivement deux modes de préparation; par exemple, si l'une des substances nécessite la *décoction* et l'autre l'*infusion*. S'il s'agit de préparer une tisane avec :

Chiendent ................................. 20 gr.
Pariétaire................................. 10 —
Nitrate de potasse........................ 2 —
Eau Q. S. par un litre de tisane.

on fait d'abord *bouillir* le chiendent avec 1,200 gr. d'eau environ pendant une demi-heure; on retire du feu, on ajoute la pariétaire et on laisse *infuser* une demi-heure, puis on passe la tisane et l'on fait *dissoudre* le nitrate de potasse.

*Manipulations consécutives à la préparation des tisanes*. — Quel que soit le mode de préparation adopté pour la préparation d'une tisane, il faut toujours la *clarifier* afin de la présenter au malade dans un état de limpidité complète.

Les tisanes préparées par *solution* ou par *macération* sont toujours limpides, il suffit de les *decanter* (Voir page 43 tome I) pour séparer les particules en suspension.

L'*infusion* donne également des tisanes *limpides* et c'est un moyen de les distinguer de celles qui ont été obtenues par décoction. Il suffit de les *décanter* ou de les passer à travers une toile métallique serrée ou une étamine.

La filtration à travers un linge, même lorsque le tissu est très serré, n'est pas suffisante lorsque la tisane est préparée avec des fleurs garnies de poils très fins qui traverseraient facilement et qu'il faut éliminer ; par exemple, les fleurs d'*arnica* : la filtration au papier est alors indispensable.

Les tisanes préparées par décoction ne peuvent jamais être obtenues entièrement limpides ; si le décocté est transparent lorsqu'il est encore chaud il se trouble toujours par refroidissement ; du reste, le principe actif des semences amylacées, que l'on ne peut obtenir que par décoction, est insoluble et maintenu seulement en suspension ; la tisane perdrait donc ses propriétés si on pouvait arriver à l'obtenir limpide. On se contente de passer ces tisanes (orge, gruau, riz) sur une étamine ou un linge dont le tissu est peu serré.

*Additions aux tisanes.* — La plus fréquente est l'*edulcoration*, elle n'est pas indispensable, le Codex ne la mentionne pas ; la matière édulcorante n'a qu'un seul but, c'est de rendre la tisane plus agréable au goût. On la pratique quelquefois avec des sirops médicamenteux, mais alors le médecin doit fixer la dose, soit par litre soit par tasse.

L'édulcoration des tisanes se fait encore au moyen du *sucre*, de la *réglisse* ou du *miel*. Il n'est pas nécessaire de *sucrer beaucoup* et il faut réagir contre la tendance qu'ont généralement les malades à le faire.

Si l'on emploie le *sucre* en morceaux, il suffit d'en dissoudre 40 à 60 grammes par litre ; si l'on prend un sirop la dose équivalente est de 60 à 100 grammes, on édulcore suffisamment un litre de tisane avec 60 grammes de miel. Lorsque l'on emploie la réglisse, il suffit de 10 grammes par litre ; mais il ne faut pas oublier que la réglisse doit être traitée par *macération* ou tout au plus par *infusion*, et par conséquent ne l'ajouter à la tisane que lorsque la préparation est terminée et qu'on l'a soustraite à l'action du feu. Aujourd'hui on se sert avec avantage de la glycyrrhizine ammoniacale qui, à la dose de 0 gr. 50, sucre tout autant que 10 gr. de racine.

Si l'édulcoration de la tisane doit être faite avec un sirop *médicamenteux*, le médecin devra spécifier le nombre et la grandeur des cuillerées qu'il faut ajouter au litre, ou mieux à chaque tasse. Si la quantité prescrite ne communique pas à la tisane une saveur suffisamment agréable, le malade pourra ajouter du sucre ; mais jamais une quantité plus grande de sirop médicamenteux.

L'addition de *substances chimiques* doit toujours être faite dans la tisane filtrée et au moment de la présenter au malade.

*Tisane de chiendent nitré.*

| | |
|---|---|
| Chiendent.......................... | 20 gr. |
| Nitrate de potasse.................. | 2 — |
| Eau environ........................ | 1.200 — |

On fait bouillir le chiendent pendant une demi-heure, on passe le décocté obtenu et on y fait dissoudre l'azotate de potasse, on doit obtenir un litre de tisane.

Les *tisanes*, avons-nous dit, sont destinées à servir de *boisson habituelle* au malade. Cette boisson doit être agréable, c'est pourquoi on peut l'édulcorer à volonté. Le médecin indiquera si elle doit être prise *froide* ou *chaude* et fixera la quantité *maximum* que le malade peut ingérer dans les 24 heures.

## Apozêmes

On donne ce nom à des tisanes *très chargées en principes médicamenteux* et qui ne servent pas de *boisson habituelle au malade*. Les apozêmes doivent être préparés au moment du besoin et sont encore plus que les tisanes des préparations magistrales. Nous allons passer en revue les plus employés.

*Apozême blanc* ou *décoction blanche de Sydenham.*

| | |
|---|---|
| Phosphate tricalcique.................. | 10 gr. |
| Mie de pain........................... | 20 — |
| Gomme arabique pulvérisée............ | 10 — |
| Sucre blanc........................... | 60 — |
| Eau de fleurs d'oranger........ ...... | 10 — |
| Eau Q. S. | |

On triture ensemble toutes les substances de manière à obtenir une poudre composée, puis on fait bouillir pendant un quart d'heure dans 1,100 grammes d'eau environ. On passe avec légère expression à travers une étamine peu serrée et on ajoute l'eau de fleurs d'oranger.

Cette préparation doit être conservée en lieu frais car elle *aigrit* très rapidement.

*Apozême tœnifuge de cousso.*

| | |
|---|---|
| Cousso en poudre demi-fine.......... | 20 gr. |
| Eau bouillante...................... | 120 — |

Délayez et faites absorber au malade la préparation lorsqu'elle sera refroidie, mais sans la passer.

*Apozême tœnifuge d'écorce de racines de grenadier.*

| | |
|---|---|
| Écorce récente de racines de grenadier.. | 60 gr. |
| Eau ................................. | 750 — |

Contusez l'écorce et, après six heures de macération, faites bouillir sur un feu doux jusqu'à réduction à 500 grammes. Passez et filtrez.

Ces préparations sont aujourd'hui peu employées et remplacées avec avantage par celles de pelletiérine.

### *Apozème purgatif* ou *médecine noire.*

| | |
|---|---|
| Feuilles de séné...................... | 10 gr. |
| Rhubarbe ................................. | 5 — |
| Sulfate de soude......................... | 15 — |
| Manne en sorte........................... | 60 — |
| Eau bouillante........................... | 100 — |

Faites infuser pendant une demi-heure le séné et la rhubarbe dans l'eau bouillante; passez avec expression, faites ensuite dissoudre le sulfate de soude et la manne passez.

### *Apozème d'oseille composé (bouillon aux herbes).*

| | |
|---|---|
| Feuilles fraiches d'oseille.............. | 40 gr. |
| —         de laitue.............. | 20 — |
| —         de cerfeuil............ | 10 — |
| Sel marin................................ | 2 — |
| Beurre frais............................. | 5 — |
| Eau ..................................... | 1.000 — |

Faites bouillir pendant une heure à petit feu; ajoutez le sel et le beurre et passez. On administre par tasses pour faciliter l'effet des purgatifs.

# CHAPITRE XVI

## VINS. — VINAIGRES. -- BIÈRES.

Les vins médicinaux sont des préparations le plus souvent officinales, obtenues en mettant le vin en contact avec une ou plusieurs substances médicamenteuses. On les obtient soit par *solution* ou *mélange* lorsque les substances sont solubles, dans le cas contraire on les prépare en les laissant en contact avec ces substances convenablement divisées. On ne peut opérer qu'à froid et par *macération*, autrement il y aurait perte d'alcool.

Les vins employés sont les suivants :

1° Vin *rouge* ou *blanc* de France qui renferme en moyenne 10 pour 100 d'alcool ;

2° Les vins de *Grenache*, de *Lunel*, de *Banyuls* qui en contiennent environ 15 pour 10 ;

3° Les vins de liqueur et en particulier le vin *de Malaga* dont la teneur en alcool est en général supérieure à 15 pour 100.

Le Codex a supprimé le vin *de Malaga* et l'a remplacé par celui de *Grenache*.

Les vins *rouges* de pays servent de préférence à la préparation des *vins toniques* (*quinquina*, *gentiane*, *aromatique*).

Les vins *blancs* sont réservés pour les préparations *diurétiques, amères, antiscorbutiques* (absinthe, vin chalibé) parce qu'ils renferment peu de tannin.

L'action des vins sur les substances avec lesquelles on les met en contact est assez complexe. En plus de *l'eau* et de *l'alcool* les vins renferment en effet des *acides*, des *sels acides*, du *tannin*. Chacun de ces corps agit comme dissolvant de certains éléments.

*L'eau* dissout les *matières extractives, salines, gommeuses* et *sucrées*.

*L'alcool* fait passer en solution les *substances résineuses, les huiles essentielles*. Les *acides* et *sels acides* agissent sur les *alcaloïdes* et les dissolvent.

Le *tannin* exerce une action variable, tantôt utile tantôt nuisible ; il précipite par exemple les *substances alcaloïdiques, les sels de fer* et les *matières colorantes*.

De même que les teintures, les vins médicinaux doivent être préparés à froid. On s'exposerait, ainsi que nous l'avons dit, à perdre une partie de l'alcool qu'ils renferment si on procédait par *infusion* ou *digestion*, et le vin ainsi appauvri ne pourrait plus se conserver, et subirait facilement la *fermentation acétique*.

Les substances, sauf des exceptions voulues, doivent être sèches afin de ne pas introduire de l'eau, ce qui nuirait à la bonne conservation du produit, en abaissant son titre alcoolique. Souvent même ce titre n'est pas assez élevé chez les vins de pays *rouges* ou *blancs*, il faut leur ajouter une certaine quantité d'alcool pour le porter à 14 ou 16 pour 100. Cette addition est inutile pour les vins sucrés ou de liqueur.

Les vins médicinaux sont *simples* ou *composés* suivant qu'ils ont été préparés avec *une* ou *plusieurs* substances.

On les prépare par *mélange*, par *solution* ou par *macération*. Le Codex mentionne la *lixiviation* dans certains cas ; mais elle présente peu d'avantages. La proportion d'alcool conténue dans les vins est trop faible par rapport à celle de l'eau pour empêcher que les substances ne se gonflent et le plus souvent l'écoulement du liquide s'arrête.

### Vins médicinaux simples.

1° *Par mélange.*

#### Vin cordial.

| | |
|---|---|
| Teinture de cannelle................. | 100 gr. |
| Vin rouge ou de Banyuls............ | 900 — |

Mélangez et filtrez.

Ce vin sert dans les hôpitaux à préparer la *potion cordiale* avec :

| | |
|---|---|
| Vin cordial......................... | 120 gr. |
| Sirop d'écorce d'oranges amères..... | 30 — |

2° *Par solution.*

#### Vin chalibé. Vin ferrugineux.

| | |
|---|---|
| Citrate de fer ammoniacal........... | 5 gr. |
| Vin de Grenache.................... | 1000 — |

Ce vin renferme 0 gr. 10 de sel de fer par cuillerée à bouche.

On peut le préparer avec le *vin blanc*, et remplacer *le citrate de fer ammoniacal* par le *pyrophosphate de fer et de soude* ; il est alors bon d'ajouter un peu d'alcool.

Le *vin antimonié* du précédent Codex était obtenu en dissolvant *un* gramme de tartre stibié dans 300 grammes de vin de Malaga.

#### Vin de pepsine.

| | |
|---|---|
| Pepsine *médicinale* en poudre........ | 50 gr. |
| Ou pepsine *extractive*................ | 20 — |
| Vin de Lunel ou Grenache............ | 1000 — |

Délayez la pepsine dans le vin et filtrez après 24 heures de contact;

3° *Par macération*. — Lorsqu'on emploie les vins de pays on est obligé, ainsi que nous l'avons dit, de leur ajouter de l'alcool dans une proportion que le Codex fixe en moyenne à *deux fois* le poids de la substance médicamenteuse.

### Vin de gentiane.

| | |
|---|---|
| Racine de gentiane incisée............ | 30 gr. |
| Alcool à 60°...................... | 60 — |
| Vin rouge........................ | 1000 — |

Versez l'alcool sur la gentiane et laissez en contact pendant 24 heures ; on ajoute alors le vin et on fait macérer pendant dix jours, en agitant de temps à autre. On filtre. Ce vin doit être renouvelé fréquemment.

Si on remplace le vin rouge par le vin de Malaga ou de Grenache il est inutile d'ajouter l'alcool.

*Vin de quinquina*. — Le nouveau Codex a modifié les formules de préparation des vins de quinquina. Le *vin officinal*, celui que le pharmacien doit délivrer en cas de non indication, est préparé avec le *quinquina gris*.

| | |
|---|---|
| Quinquina gris en poudre grossière. | 50 gr. |
| Alcool à 60°...................... | 100 — |
| Vin rouge........................ | 1000 — |

On laisse l'alcool en contact pendant 24 heures avec le quinquina, on ajoute alors le vin et après dix jours de macération en vase clos on passe avec expression.

Si l'on veut employer les quinquinas *jaune* ou *rouge* on réduit la dose à 25 grammes sans modifier autre chose dans la formule ; si l'on emploie les *vins de liqueur, Grenache, Lunel, Malaga, Madère* on supprime l'alcool.

Les vins de *boldo, buchu, colombo, eucalyptus, quassia amara* sont préparés en faisant macérer pendant dix jours 30 grammes de substance active, convenablement pulvérisée, dans un litre de vin *de Grenache*.

Les vins de *coca, colchique* (semences), *rhubarbe et scille* sont préparés en faisant macérer, pendant 10 jours, 60 grammes de ces substances dans un litre de *vin de Grenache*. Le vin de bulbes frais de colchique se prépare de la même manière ; mais en portant la dose de bulbes à 100 grammes pour un litre de vin.

### Vins composés.

1° *Par mélange.*

### Vin aromatique.

Alcoolature vulnéraire................. 125 gr.
Vin rouge............................ 875 —

Mêlez et filtrez après quelques jours de contact.

Le Codex de 1866 faisait préparer ce vin *par macération avec les espèces aromatiques additionnées de teinture vulnéraire* ;

2° *Par solution.*

### Vin de quinquina ferrugineux.

Le Codex de 1866 indiquait la formule suivante, aussi simple que bonne.

Citrate de fer ammoniacal........... 5 gr.
Vin de quinquina (Huanuco) au malaga.................................. 1 00 —

Faites dissoudre et filtrez après quelque temps de contact. Ce vin contenait 0,10 centigrammes de sel de fer par cuillerée à bouche.

Le Codex de 1884 prescrit :

| | | |
|---|---|---|
| Sulfate de fer cristallisé.. ............ | 2 gr. | 50 |
| Acide citrique cristallisé.............. | 2 — | |
| Eau chaude........................... | 10 — | |
| Vin de quinquina gris, au grenache. | 990 — | |

faites dissoudre le sulfate de fer et l'acide dans la quantité d'eau prescrite et mélangez au vin.

La préparation renferme environ 0 gr. 05 de sulfate ferreux par cuillerée à bouche.

3° *Par macération.*

### *Vin de digitale composé de l'Hôtel-Dieu. Vin de Trousseau.*

| | | |
|---|---|---|
| Feuilles sèches de digitale pulvérisées | 5 gr. | |
| Squames de scille..................... | 7 — | 50 |
| Baies de genièvre................ .... | 75 — | |
| Acétate de potasse sec.............. | 50 — | |
| Vin blanc.......................... | 900 — | |
| Alcool à 90°....................... | 100 — | |

On fait macérer pendant 10 jours, en vase clos, toutes les substances végétales dans le vin blanc additionné d'alcool ; on passe avec expression, on fait dissoudre l'acétate de potasse et on filtre.

20 grammes ou une cuillerée à bouche renferment environ 0 gr. 10 de digitale et *un* gramme d'acétate de potasse.

### *Vin de scille composé de la Charité. Vin diurétique amer de la Charité.*

| | | |
|---|---|---|
| Racine d'asclépiade................... | 15 gr. | |
| — d'angélique................... | 15 — | |
| Squames de scille................... | 15 — | |
| Baies de genièvre.......... ........ | 15 — | |
| Macis ............................ | 15 — | |
| Feuilles d'absinthe.................. | 30 — | |
| — de mélisse.................. | 30 — | |
| Ecorce fraîche de citron............. | 30 — | |
| Quinquina gris................... | 60 — | |

| | |
|---|---|
| Ecorce de Winter.......... ........... | 60 gr. |
| Alcool à 60°................... ....... | 20 ) — |
| Vin blanc.............................. | 4000 — |

On mélange l'alcool avec le vin et on verse sur les substances convenablement divisées ; on fait macérer 10 jours en vase clos.

### Vin antiscorbutique.

| | |
|---|---|
| Racines fraîches de raifort........... | 30 gr. |
| Feuilles fraîches de cochlearia.......; | 15 — |
| — — de cresson:......... | 15 — |
| Feuilles sèches de trèfle d'eau.. ..... | 3 — |
| Semences de moutarde noire pulvé-<br>risées .............................. | 15 — |
| Chlorhydrate d'ammoniaque......... | 7 — |
| Alcoolat de cochlearia composé...... | 16 — |
| Vin blanc............................ | 1000 — |

On contuse toutes les substances fraîches ; on les mélange aux autres matières et on fait macérer pendant 10 jours dans le vin additionné d'alcoolat.

Le vin composé le plus important est le suivant :

### Vin d'opium composé. Laudanum de Sydenham.

| | |
|---|---|
| Opium officinal divisé............... | 200 gr. |
| Safran incisé......................... | 100 — |
| Cannelle de Ceylan.................. | 1. — |
| Girofles.............................. | 15 — |
| Vin de grenache..................... | 1600 — |

faites macérer 15 jours en vase clos, passez avec expression et filtrez. On retire environ 1500 grammes de produit dont la densité varie de 1050 à 1070.

Les auteurs du Codex ont jugé utile de modifier la formule du livre officiel de 1866 qui faisait employer le vin de Malaga. C'est à tort, car le vin de Grenache, étant moins alcoolique que celui de Malaga, la préparation peut fermenter.

1 gramme de laudanum de Sydenham ou 33 gouttes représentent environ 0 gr. 125 d'opium brut ou 0 gr. 062 milligrammes d'extrait d'opium, soit environ 5 gouttes pour *un* centigramme d'extrait.

*Laudanum de Rousseau. Vin d'opium par fermentation.*

| | |
|---|---:|
| Opium officinal..................... | 200 gr. |
| Miel blanc........................... | 600 — |
| Eau .................................. | 3000 — |
| Levure de bière fraîche............. | 4 — |
| Alcool à 60°......................... | 200 — |

On délaye l'opium dans l'eau chauffée vers 40 degrés, on ajoute le miel et la levure de bière, puis on place tout dans un vase à large ouverture qu'on expose à une température de 30 degrés jusqu'à ce que la fermentation soit complètement terminée. On filtre, on exprime le résidu, et on évapore au bain-marie jusqu'à réduction à 600 grammes. Après refroidissement on ajoute l'alcool et après 24 heures de contact on filtre de nouveau.

*Un* gramme ou 35 gouttes de ce laudanum représentent 0 gr. 25 d'opium ou 0,125 d'extrait, soit environ 3 gouttes pour *un* centigramme d'extrait. Le laudanum de Rousseau est donc deux fois plus actif que celui de Sydenham.

*Correspondance des principales préparations d'opium.*

Pour représenter *cinq centigrammes d'extrait d'opium* il faut prendre :

| | |
|---|---|
| Elixir parégorique du Codex..... | 10 gr. |
| —        —        d'Edimbourg. | 6 — |
| Gouttes noires anglaises.......... | 0 gr. 20  ou  7 gouttes |
| Laudanum de Rousseau.......... | 0 — 40  ou  11 |
| Laudanum de Sydenham......... | 0 — 80  ou  26 |
| Pilules de cynoglosse opiacée, la pil. de 0 gr. 20 renf. 0,01 d'ext. op. | |
| Pilules d'extrait d'opium.......... | 1 pilule à  0,05 |

```
Sirop  diacode······················    1°0 gr.
Sirop d'opium....................      2; —
Teinture d'extrait d'opium.......      0 gr. 60  ou   32 gouttes
```

Les vins médicinaux constituent une forme pharmaceutique assez employée. L'administration en est facile et le dosage assez exact. L'action tonique et excitante du véhicule s'ajoute à celle du médicament. Les vins médicinaux doivent être conservés en lieu frais et autant que possible on ne doit pas laisser les bouteilles en vidange.

## Vinaigres médicinaux.

Les vinaigres médicinaux sont, comme les vins, simples ou composés ; ils n'en diffèrent que par la nature du véhicule, on les prépare par *solution*, *mélange* ou *macération*. Lorsqu'ils sont destinés à l'usage interne, le véhicule doit être uniquement constitué par du *vinaigre de vin blanc* contenant de 7 à 8 pour 100 d'acide acétique pur. Pour les préparations destinées à l'usage externe, on emploie l'acide acétique cristallisable ou l'acide pyroligneux plus ou moins étendu d'eau ou de vinaigre blanc.

### *Vinaigres médicinaux simples.*

1° *Par solution.*

### *Vinaigre camphré.*

```
Camphre............................    2; gr.
Acide acétique cristallisable.........    23 —
Vinaigre blanc........ ..............   950 —
```

On pulvérise le camphre à l'aide de l'acide acétique, on ajoute le vinaigre et on opère la dissolution dans un flacon.

### *Vinaigre phéniqué.*

| | |
|---|---|
| Acide phénique cristallisé............ | 10 gr. |
| Acide acétique à 1,06................ | 200 — |
| Eau distillée........................ | 980 — |

filtrez après dissolution.

2° *Par mélange.*

### *Vinaigre aromatique.*

| | |
|---|---|
| Alcoolature vulnéraire............... | 125 gr. |
| Vinaigre blanc...................... | 875 — |

Mélangez et filtrez

3° *Par macération.*

### *Vinaigre de colchique.*

| | |
|---|---|
| Bulbes frais de colchique............ | 200 gr. |
| Acide acétique cristallisable..... .... | 20 — |
| Vinaigre blanc...................... | 980 — |

Après huit jours de macération, on passe avec expression et on filtre.

### *Vinaigre de scille.*

| | |
|---|---|
| Squames sèches de scille............ | 200 gr. |
| Acide acétique cristallisable......... | 20 — |
| Vinaigre blanc...................... | 980 — |

Après 8 jours de macération, passez avec expression et filtrez.

On prépare de même le *Vinaigre de roses rouges* ou *vinaigre rosat.*

### *Vinaigres médicamenteux composés.*

1° *Par solution.*

*Vinaigre anglais.*

| | | |
|---|---|---|
| Acide acétique cristallisable...... | 100 gr. | |
| Camphre........................ | 10 — | |
| Essence de cannelle............. | 0 — | 20 |
| — de girofles.............. | 0 — | 20 |
| — de lavande............. | 0 — | 10 |

faites dissoudre.

2° *Par macération.*

*Vinaigre antiseptique. Vinaigre des quatre voleurs.*

On fait macérer en vase clos et pendant 10 jours dans 1000 grammes de vinaigre blanc, 15 grammes de chacune des substances suivantes : *grande* et *petite absinthe, menthe poivrée, romarin, rue, sauge* et *lavande* avec 2 grammes *d'acore, de cannelle, de girofles, de muscade* et *d'ail.*

On passe avec expression et on ajoute 4 grammes de camphre dissous dans 15 grammes d'acide acétique cristallisable.

## Bières médicinales.

Ce sont des médicaments très altérables, peu employés et que l'on prépare par macération pour ainsi dire au fur et à mesure du besoin. La bière employée comme véhicule doit renfermer au minimum 3 pour 100 d'alcool.

Le Codex n'inscrit qu'une seule bière médicamenteuse.

*Bière antiscorbutique. Sapinette.*

| | |
|---|---|
| Bourgeons de pin desséchés.......... | 30 gr. |
| Feuilles fraîches de cochlearia...... | 30 — |

Racine fraiche de raifort............  60 gr.
Bière .................................  2000 —

On contuse les plantes fraiches, on pile grossièrement les bourgeons de sapin et on laisse macérer
quatre jours.

On passe avec expression et on filtre.

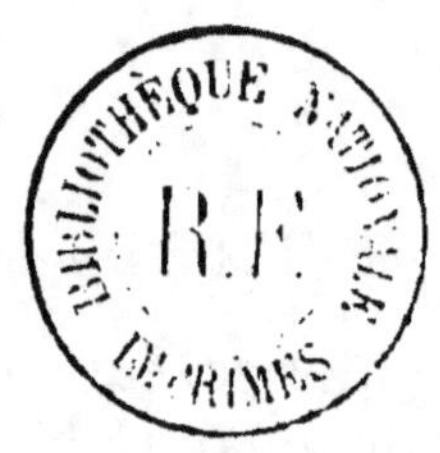

FIN.

# TABLE DU SECOND VOLUME

---

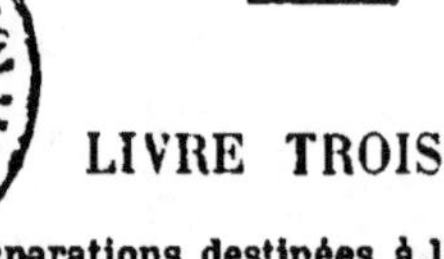


## LIVRE TROISIÈME

Préparations destinées à l'usage interne.

### CHAPITRE I. — Bouillons et préparations alimentaires. — Gelées.



### CHAPITRE II. — Collutoires et gargarismes.



### CHAPITRE III. — Eaux médicinales. — Eaux distillées. — Huiles volatiles ou essentielles. — Produits pyrogénés.

## Chapitre IV. — **Electuaires. — Confections. — Opiats.**



## Chapitre V. — **Emulsions. — Loochs.**



## Chapitre VI. — **Des Extraits.**



## Chapitre. VII. — **Pastilles et Tablettes.**



## Chapitre VIII. — **Pilules. — Granules. — Bols. — Capsules. — Perles. — Cachets.**



## Chapitre IX. — **Potions et Solutions**

## Chapitre X. — **Poudres simples et composées**



## Chapitre XI. — **Pulpes. — Conserves. — Sucs.**



## Chapitre XII. — **Saccharures. — Oléo saccharures. — Pâtes. -- Chocolats.**



## Chapitre XIII. — **Sirops. — Mellites. — Oxymellites.**



## Chapitre XIV. — **Teintures alcooliques. — Alcoolatures. — Alcoolats. — Alcoolés. — Elixirs. — Teintures éthérées.**

# Bulletin

## des

# Annonces

# VIN NOURRY
## IODOTANÉ

Le **Vin Nourry** est un produit pharmaceutique à base d'iode. L'éloge thérapeutique de son principe actif n'est donc plus à faire. Les qualités primordiales du **Vin Nourry** sont d'avoir rendu assimilable, grâce à une combinaison végétale, le tanin, un des corps simples médicamenteux les plus irritants, et d'en avoir en même temps masqué le goût désagréable et neutralisé l'influence phlogistique sur les voies aériennes et digestives.

Le **Vin Nourry** renferme par cuillerée à soupe :

0 gr. 05 d'iode combinés à
0 gr. 10 de tanin

## INDICATIONS THÉRAPEUTIQUES

On prescrira le **Vin Nourry** avec succès dans toutes les manifestations du Lymphatisme et de la Scrofulose. Il est encore très utile chez les jeunes filles à l'époque de la puberté, alors qu'elles souffrent de dysménorrhée, de chlorose et de troubles digestifs.

Enfin, il rendra des services dans certains cas d'affections chroniques des voies respiratoires, par exemple : Tuberculose pulmonaire torpide à marche lente, emphysème pulmonaire, bronchorrée des vieillards.

## MODE D'EMPLOI

Adultes : 1 cuillerée à soupe,
Enfants : 1 cuillerée à dessert,
avant chaque repas.

**Prix de la Bouteille : 3 fr. 50**

PARIS, 28, rue Saint-Claude, et toutes Pharmacies

# ANTISEPSIE

## DES

# VOIES URINAIRES

### PAR LES

## CAPSULES SALOLÉES

### DE

# Lacroix

Ces capsules renferment le SALOL à l'état de dissolution, c'est-à-dire sous la forme la plus active et la mieux assimilable des préparations antiseptiques préconisées dans les affections bacillaires.

---

**SANTAL SALOLÉ — OLÉO SALOL**

**EUCALYPTOL SALOLÉ — TÉRÉBENTHINE SALOLÉE**

**ESSENCE DE TÉRÉBENTHINE SALOLÉE**

**COPAHU SALOLÉ**

---

Dépôt : Ph^ie **LACROIX**, 76, rue du Château-d'Eau, PARIS

**ET TOUTES LES PHARMACIES**

# FARINE LACTÉE NESTLÉ

*Cet aliment,* **dont la base est le bon lait,** *est le meilleur pour les enfants en bas âge : il supplée à l'insuffisance du lait maternel, facilite le sevrage.*

*En outre, pour les* **adultes convalescents** *ou* **valétudinaires,** *cet aliment constitue une nourriture à la fois légère et substantielle.*

**CHRISTEN Frères,** 16, rue du Parc-Royal, **PARIS**

ET DANS TOUTES LES PHARMACIES

---

## SOCIÉTÉ DE PERFECTIONNEMENT DES

# PRODUITS PHARMACEUTIQUES

## LE COUPPEY

PHARMACIEN DE 1re CLASSE

Fournisseur des Hôpitaux de Paris

**Fabrication spéciale des Capsules, Dragées, Granules, Pilules**

PHARMACEUTIQUES

**MÉDAILLE D'ARGENT**

Exposition Universelle

PARIS 1878

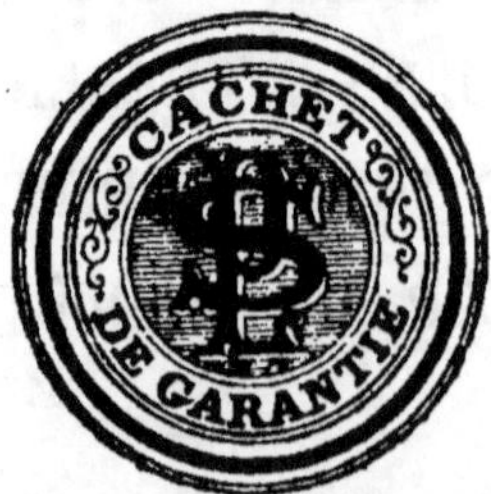

**MÉDAILLE D'ARGENT**

Exposition Universelle

PARIS 1889

**Usine à vapeur, Ateliers, Maison de Vente & Bureaux, rue des Ecouffes, 23**

**COMMISSION PARIS EXPORTATION**

*Prix-Courant envoyé franco sur demande*

# MANUEL

## DE

# MÉDECINE

PUBLIÉ SOUS LA DIRECTION DE MM.

**G.-M. DEBOVE**
Professeur à la Faculté de
médecine de Paris

**CH. ACHARD**
Ancien interne des hôpitaux
de Paris

## CONDITIONS DE LA PUBLICATION

Le *Manuel de Médecine* comprendra huit volumes
ainsi distribués :

I. — **Maladies de l'appareil respiratoire.**

II. — **Maladies de l'appareil circulatoire et du sang.**

III et IV. — **Maladies du système nerveux.**

V. — **Maladies du tube digestif et du péritoine.**

VI. — **Maladies du foie et des reins.**

VII et VIII. — **Maladies générales.**

Cet ouvrage sera complet en un an.

Le prix de la souscription pour l'ouvrage complet
relié, est de **80 fr.**

Les souscripteurs à l'ouvrage complet payeront le
prix des volumes au fur et à mesure de l'apparition.

Il ne sera donc fait aucun versement d'avance.
Chaque volume se vend séparément.

**Prix du 1er volume relié. . . 10 fr.**

# Gouttes Livoniennes

DE

## TROUETTE-PERRET

A LA

### CRÉOSOTE DE HÊTRE

AU

### GOUDRON DE NORWÈGE

ET AU

### BAUME DE TOLU

## Chaque Capsule contient :

Goudron de Norwège.............  0 gr. 075.
Créosote de Hêtre purifiée......  0 gr. 050.
Baume de Tolu.................  0 gr. 075.

Le remède le plus puissant contre les **Affections des Voies respiratoires**, les **Affections de la poitrine**, le **Catarrhe**, l'**Asthme**, la **Bronchite chronique**, la **Phtisie** à tous les degrés, la **Toux**, la **Tuberculose**, etc.

*DOSE : De 2 à 4 Gouttes Livoniennes au déjeuner et autant au dîner.*

**Se trouve dans toutes les bonnes Pharmacies de France et de l'Etranger**

## Vente en Gros à Paris : E. TROUETTE

15, rue des Immeubles-Industriels

# GOUDRON FREYSSINGE

Le Goudron Freyssinge est une liqueur préparée en concentrant l'eau de goudron du Codex. — Il contient tous les principes balsamiques et antiseptiques du goudron et est employé avec succès contre :

**Bronchites, Catarrhes des Voies respiratoires ou des Voies urinaires, Maladies de la peau, Furonculose, Maladies épidémiques.**

BOISSON. — 2 cuillerées à soupe par litre d'eau ou une cuillerée à café par verre de boisson.

LOTIONS, INJECTIONS. — 4 cuill. à soupe par verre d'eau.

PULVÉRISATIONS. — Pur ou coupé de P. E. d'eau.

**Le flacon 1 fr. 50 dans les Pharmacies**

*Avoir soin de préciser le nom* **Goudron Freyssinge** *car les autres liqueurs sont préparées à l'aide de produits chimiques qui dénaturent le produit.*

---

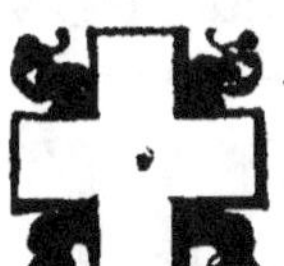

## FABRIQUE D'ÉTOFFES DE PANSEMENT
## A L'ESCULAPE

### Paris, 47, rue des Francs-Bourgeois

Préparation d'après le système **Lister**, **Bruns** et autres.
Procédé spécial pour le coton absorbant dit hydrophile.

**Coton-charpie** phéniqué, salicylé, boriqué, iodoformé au sublimé, au Lysol, iodé, hémostatique, etc.

**Gaze hygroscopique** chimiquement pure, phéniquée, salicylée, boriquée à l'iodoforme à 10, 20, 30 et 50 0/0, au salol, au Lysol et charpie hygroscopique effilée et en mèches.

**Bandes** en tous genres. Laminaires, éponges comprimées pour dilatation.

**Catgut, Soie** dans diverses préparations.

**Spécialité de Garnitures** hygiéniques à la charpie de bois brevetées.

**Envoi franco des Tarifs**

---

<table>
<tr><td>

**PILULES**
Fer et Colombo

**VIN**
Fer et Colombo

**GRANULES**
Arseniate Fe et Colombo

</td><td>

# POURTAL

</td></tr>
</table>

Préparations martiales, rationnelles et entièrement assimilables

*Toniques, reconstituantes et anti-dyspeptiques*

ASSURANT TOLÉRANCE ABSOLUE DU FER ET PROMPTE RÉGÉNÉRATION GLOBULAIRE

---

POURTAL, Pharmacien de 1re Classe, NIMES (Gard)

ET TOUTES PHARMACIES